DER KÜNSTLICHE PNEUMOTHORAX

VON

DR. HANNS ALEXANDER
AGRA

MIT 45 ABBILDUNGEN

BERLIN
VERLAG VON JULIUS SPRINGER
1931

ISBN-13: 978-3-642-89499-2   e-ISBN-13: 978-3-642-91355-6
DOI: 10.1007/978-3-642-91355-6

ALLE RECHTE, INSBESONDERE DAS DER ÜBERSETZUNG
IN FREMDE SPRACHEN, VORBEHALTEN.
COPYRIGHT 1931 BY JULIUS SPRINGER IN BERLIN.

Vorwort.

Die folgenden Ausführungen geben im wesentlichen einen Vortrag wieder, den ich im Rahmen eines Fortbildungskursus der Chirurgischen Klinik der Charité (Geheimrat SAUERBRUCH) — ,,Chirurgie intrathorakaler Erkrankungen mit besonderer Berücksichtigung der Lungentuberkulose" — gehalten habe. Der Inhalt lehnt sich eng an das von mir bearbeitete Pneumothoraxkapitel in SAUERBRUCHS ,,Chirurgie der Brustorgane" 3. Aufl., Bd. I/2 an, ohne indessen nur seine genaue Wiedergabe zu sein. Manches ist erheblich gekürzt, anderes für die Bedürfnisse des Praktikers etwas erweitert. Die Abbildungen 1—5, 8, 9, 15, 16 und 20 sind dem betreffenden Abschnitt entnommen. Die neu beigegebenen Röntgenbilder sind nicht nur als Ergänzung des Textes gedacht, sondern sollen darüber hinaus Besonderheiten der Pneumothoraxbehandlung veranschaulichen.

Auf Literaturangaben wurde verzichtet. Dieselben sind im genannten Buche in aller Ausführlichkeit enthalten.

Ich freue mich, daß es durch das Entgegenkommen der Verlagsbuchhandlung JULIUS SPRINGER möglich war, dem Wunsche mehrerer Kursteilnehmer zu entsprechen und den Vortrag gedruckt vorzulegen.

Agra, im November 1930.

HANNS ALEXANDER.

Inhaltsverzeichnis.

	Seite
Anatomisch-physiologische Vorbemerkungen	2
Mediastinalverschiebung	3
Überblähung der schwachen Stellen des Mediastinums	4
Mechanische und innere Umgestaltung	6
Durchblutung der Kollapslunge	7
Lymphstauung der Kollapslunge	8
Durchführung der Behandlung	9
Technik des Eingriffes	10
Negativer Druck der Brusthöhle	11
Apparatur. Art des Gases	12
Anlage des Pneumothorax	13
Durchführung der Behandlung	14
Verschiedene Formen des Kollapses	15
Dauer der Pneumothoraxbehandlung	16
Klinik des künstlichen Pneumothorax	17
Komplikationen	18
Exsudatbildung	19
Mischinfizierte Exsudate	20
Dauererfolge	21
Anzeigen und Gegenanzeigen des künstlichen Pneumothorax	22
Doppelseitiger Pneumothorax	25
Vitalkapazität	26
Anzeigenstellung des doppelseitigen Pneumothorax	27
Ergänzungsoperationen des künstlichen Pneumothorax	28
Bilder zum gleichzeitigen doppelseitigen Pneumothorax	29
Pneumothorax und Phrenicusexairese	32
Strangdurchbrennung	36
Pneumothorax und Thorakoplastik	39
Oleothorax	40

Die chirurgische Behandlung der Lungentuberkulose ist zweifellos der größte Fortschritt, den uns die letzten Jahre für die Tuberkulosetherapie gebracht haben. Die Richtigkeit und Bedeutung dieses Satzes wird noch unterstrichen durch die besondere Art der Kranken, die für diese Behandlungsmethoden in Betracht kommen: Es sind schwere, einseitige Tuberkulosen, die zuvor in Heilstätten keine Aufnahme fanden, daher als dauernde Infektionsquelle in der Familie blieben und meist chronischem Siechtum verfielen. Mehr als ein Drittel dieser Schwerkranken kann jetzt geheilt, ein weiteres gutes Drittel gebessert werden. Über die Gesamtzahl der Lungentuberkulosen, die durch eine chirurgische Behandlung erfaßt werden können, ist es schwer, zahlenmäßige Angaben zu machen. $10^0/_0$ dürfte eher zu niedrig als zu hoch gegriffen sein, und das um so mehr, als in der letzten Zeit — mit der besseren Erkenntnis des Wesens namentlich der frischen Infiltrate und besonders der Rundkavernen — die Kollapsbehandlung mit Recht merklich zugenommen hat.

Für die Praxis stehen uns 4 Möglichkeiten zur Verfügung:

1. Der künstliche Pneumothorax.
2. Die Veränderung der Brustwand und damit der Lunge durch ausgedehnte Rippenresektion.
3. Die Lähmung des Zwerchfelles durch Ausschaltung seines Nerven.
4. Die partielle Ablösung der Lunge mit anschließender extrapleuraler Plombierung (Paraffinplombe nach BAER).

Im folgenden soll nur die Rede sein von dem Pneumothorax und seiner Abgrenzung bzw. Kombination mit den übrigen Methoden. Die Unterschiede des offenen und geschlossenen Pneumothorax zeigen die folgenden Skizzen. Ein Blick auf die Abb. 1—5 zeigt auch ohne weiteres, daß die retrahierte Lunge zunächst noch gleichsinnig der gesunden, nur in geringerem Ausmaße atmen muß. Erst wenn im Brustfellraum ein geringer Überdruck erreicht ist, kann in das kollabierte Organ keine Luft mehr einstreichen. Es tritt höchstens noch eine passive Mitbewegung durch Verschiebung des Mediastinums ein. Zu dieser mehr oder minder vollkommenen Ruhigstellung kommt als zweite Wirkung eines Pneumothorax Entspannung der im Brustfellraum mit einem zum Hilus gerichteten Retraktionsbestreben ausgespannten Lunge. Ich erinnere an das Bild der Lungenschrumpfung, die sich durch Einziehung und Abflachung der betreffenden Thoraxhälfte, durch Tiefertreten der Schulter, ja sogar durch Verkrümmung der Wirbelsäule oft bereits äußerlich eindrucksvoll zu erkennen gibt. Das Röntgenbild zeigt die steil und eng aneinander verlaufenden Rippen, zeigt Verlagerung des Mittelfelles nach der kranken Seite, Verziehung der Luftröhre — oft unter Erweiterung des Lumens auf das Doppelte des Normalen — Hochstand des Zwerchfelles usw. Trotzdem genügt diese spontane Schrumpfung vielfach nicht, um eine Höhle zum Schluß zu bringen. Die Behandlung der Lungentuberkulose wird also in solchen Fällen gleichzeitig ein mechanisches Problem. Die Lungenkollapstherapie nun ist es, die der in der tuberkulösen Lunge vorhandenen Schrumpfungstendenz fördernd entgegenkommt, größere Hohlräume,

Anatomisch-physiologische Vorbemerkungen.

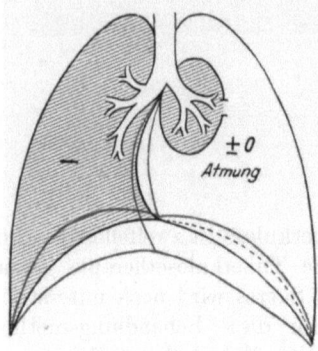

Abb. 1. Nach innen weit offener Pneumothorax.
——— Ruhelage
——— erste Inspiration
- - - - - zweite „
.... dritte „

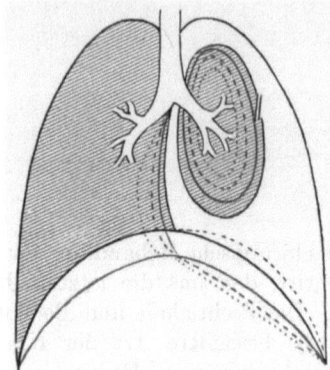

Abb. 2. Ventilpneumothorax.
——— erste Exspiration
- - - - - zweite „
.... dritte „
- · - · - · normale Lage des Zwerchfells.

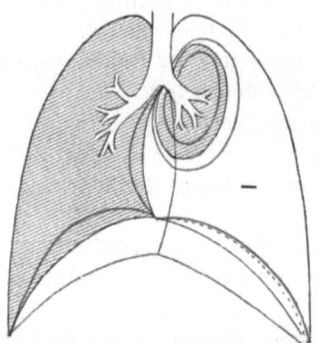

Abb. 3. Geschlossener Pneumothorax bei negativem Druck.

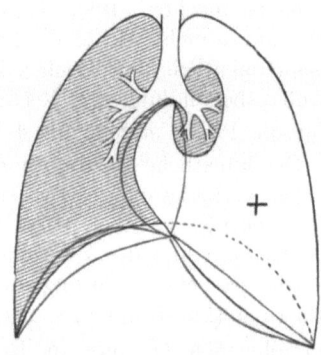

Abb. 4. Geschlossener Pneumothorax mit hohem positivem Druck (KIENBÖCK positiv).

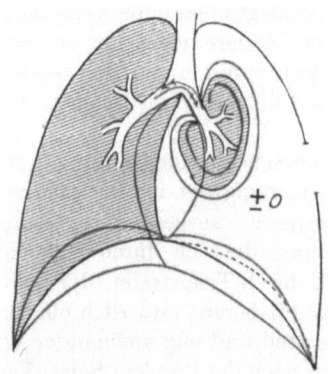

Abb. 5. Nach außen weit offener chirurgischer Pneumothorax.
——— Ruhelage
——— Inspiration
——— Exspiration
- - - - - normale Lage des Zwerchfells.

die ohne Entspannung des Lungengewebes nicht heilen können, einengt und damit zur Ausheilung bringt (BRAUER).

Zunächst nur ganz kurz einige anatomische bzw. physiologische Vorbemerkungen. Von der größten Bedeutung ist das Mediastinum, von dessen anatomischer Beschaffenheit nicht nur die unmittelbare Wirkung der Luftfüllung auf die kranke Lunge abhängt, sondern auch eine Reihe von ernsten Störungen, die sich im Laufe der Pneumothoraxbehandlung ergeben können. Infolge der Druckdifferenz wird das normale, nachgiebige Mittelfell inspiratorisch nach der

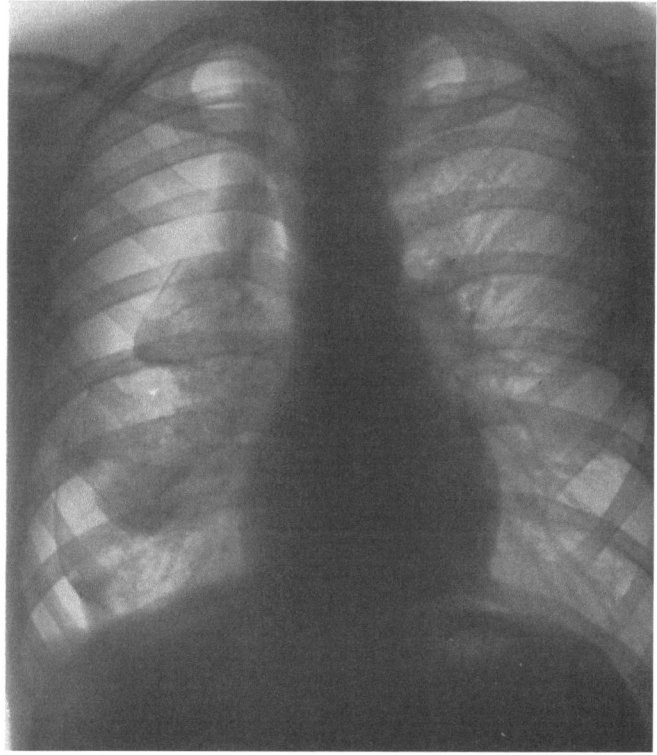

Abb. 6. Rechtsseitiger Pneumothorax mit kleinem Exsudat. Aufnahme in tiefem Inspirium.

Pneumothoraxseite angesaugt — exspiratorisch gegen die gesunde Lunge verschoben. Welchen Grad diese Lageänderung erreichen kann, zeigen die beiden Röntgenbilder Abb. 6 u. Abb. 7. Nur durch das Exspirium können also Herz und große Gefäße so weit verdrängt werden, daß eine starke Einengung und Stauung der gesunden Lunge die Folge ist.

Abgesehen von dieser respiratorischen Verschiebung beobachten wir noch eine rein mechanische, indem das Mittelfell nach der Seite des geringeren Druckes, das ist die gesunde Lunge, ausweicht. Man spricht von Parallelverschiebung, wenn das ganze Mittelfell mit seinen festen Punkten oben und unten verlagert wird. Sie ist selten. Etwas häufiger kommt schon die bogenförmige Ausbuchtung vor, bei der die Anheftungspunkte unverrückt bleiben, die Pleura mediastinalis der Druckseite sich in den Mittelfellraum vorbaucht, die Organe nach der Gegenseite schiebt und damit auch die Mediastinalpleura der anderen Lunge vorstülpt. Das Herz wird dabei nicht nur seitlich verschoben, sondern gleichzeitig gedreht. Seine Anheftung am Zwerchfell hat den größten Durchmesser in der Richtung von rechts hinten nach links vorne. Bei Druck von rechts dreht sich also die Spitze nach links hinten, bei Druck von links nach rechts vorne. Am häufigsten zu beobachten ist eine nur lokale Verlagerung da, wo

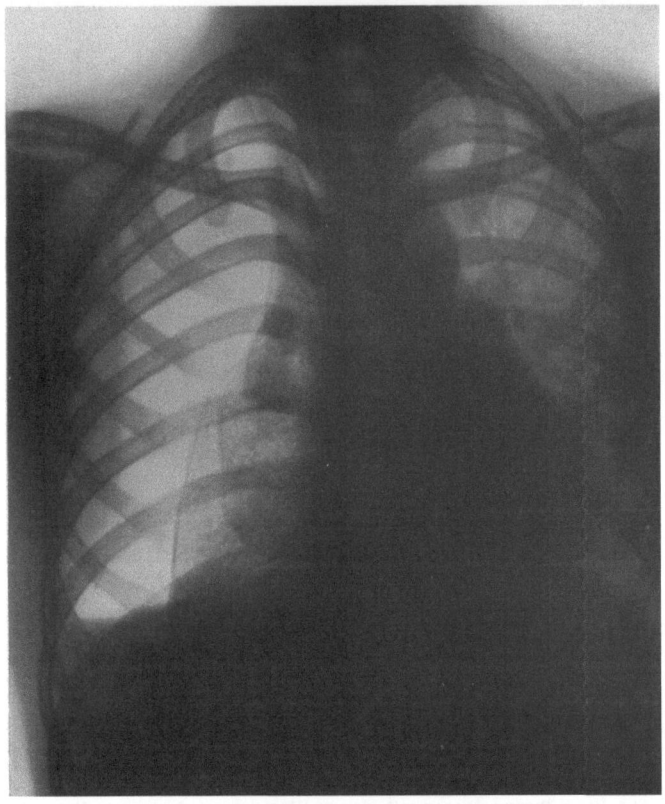

Abb. 7. Derselbe Fall: Aufnahme unmittelbar nachher im Exspirium: Mediastinum weit nach links verdrängt unter deutlicher Drehung des Herzens. Hochgradige Stauung der linken Lunge.

die beiden Pleurablätter zusammentreffen. Es sind dies die sog. schwachen Stellen des Mittelfelles. Die *obere vordere schwache Stelle* (Abb. 8) findet sich hinter dem Manubrium sterni im Bereich der 1. bis 3. Rippe, wo im embryonalen Leben und in der Kindheit der Thymus liegt. Diese Platte wird mit der Rückbildung dieses Organes außerordentlich nachgiebig.

Die *untere hintere schwache Stelle* (Abb. 9) ist hinter dem Herzen zwischen ihm und der Wirbelsäule gelegen, da wo sich die beiden Pleurae mediastinales wieder nähern und aneinanderrücken. Schon unter physiologischen Verhältnissen dringt hier die rechte Pleura über die Mittellinie nach links vor. Man findet daher an dieser Stelle beim rechtsseitigen Pneumothorax Überblähung nach links, während Ausweichen der Pleura beim linksseitigen Pneumothorax durch Aorta und Oesophagus verhindert wird.

Kommt es zu stärkerer Verschiebung, sei es im ganzen, sei es partiell, so tritt durch Behinderung der gesunden Lunge und Beeinträchtigung der Zirkulation Atemnot, beschleunigte Herztätigkeit usw. ein (vgl. hierzu die Röntgenbilder Abb. 10, 11 und 12).

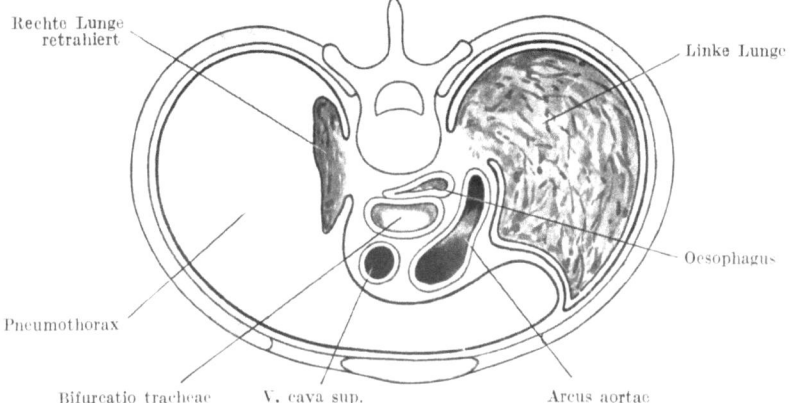

Abb. 8. Schematischer wagerechter Schnitt durch den Brustkorb in Höhe des 4. Brustwirbels bei vorderer Überblähung des Mittelfelles nach links durch rechtsseitigen Pneumothorax.

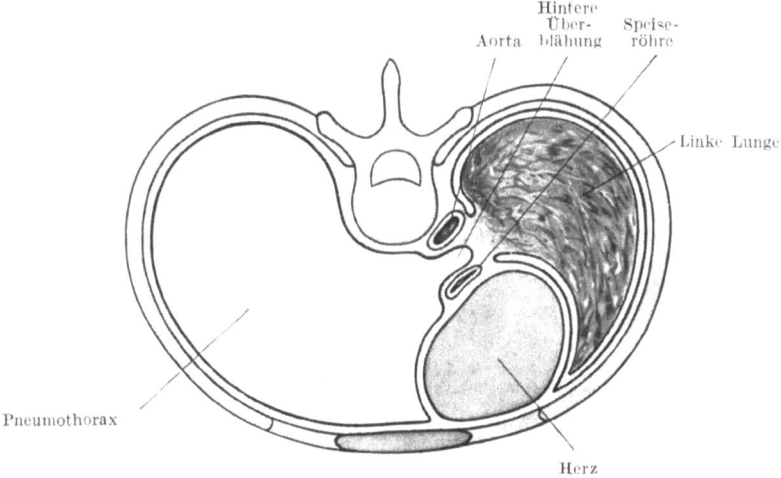

Abb. 9. Schematischer wagerechter Schnitt durch den Brustkorb in Höhe des 8. Brustwirbels bei hinterer Überblähung des Mittelfells nach links durch rechtsseitigen Pneumothorax.

Unter pathologischen Verhältnissen wird die Beweglichkeit des Mittelfelles im ganzen wie an seinen schwachen Stellen durch Verwachsungen und Schwarten wesentlich herabgesetzt.

Da wir von vornherein über die Beschaffenheit des Mittelfelles nichts Sicheres wissen, so ist schon deswegen langsames Vorgehen, Vermeidung starker Druckwerte, sorgfältige Überwachung mit Röntgenkontrolle *Vorbedingung jeder Pneumothoraxtherapie.*

Was die Lunge selbst anbelangt, so bedingt die Retraktion unter dem Einflusse der Gasfüllung selbstverständlich zunächst *Änderung der mechanischen Verhältnisse*. Die elastischen Elemente ziehen sich zusammen, die einzelnen Gewebsabschnitte rücken aneinander, das Organ wird in toto verkleinert. Alle Hohlräume — physiologische und pathologische — werden eingeengt. Nur die Bronchen höherer Ordnung leisten Widerstand. Für die Gestaltung der Kavernen (wir sehen zunächst von Verwachsungen ab) ist die Beschaffenheit

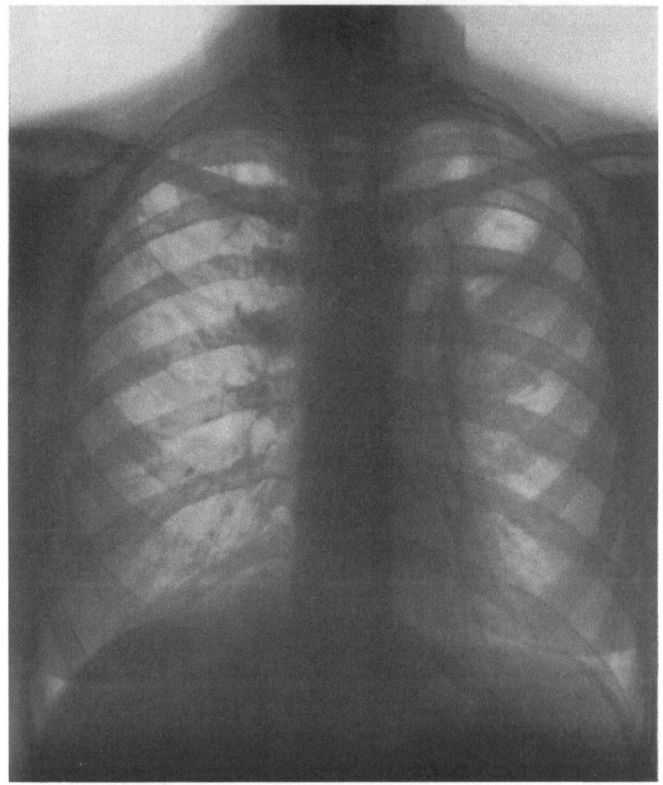

Abb. 10. Linksseitige Tuberkulose mit großer Oberlappenkaverne. Parallelverlagerung des Mediastinums durch Schrumpfung.

ihrer Wand ausschlaggebend; Cirrhose, Infiltration hindern genügenden Kollaps. Man darf nun aber ja nicht glauben, daß diese Widerstände einfach mechanisch durch Drucksteigerung überwunden werden könnten. Welch große Gefahren damit verbunden wären, wird noch zu besprechen sein. Hier mag der Hinweis genügen, daß diese mechanischen Änderungen ja nur die Einleitung der viel wesentlicheren und bedeutungsvolleren *inneren Umgestaltung der Lunge* sind. Alle einschlägigen Untersuchungen stimmen darin überein, daß in der Kollapslunge eine außerordentlich lebhafte Bindegewebsentwicklung einsetzt, eine Bindegewebsentwicklung, die im allgemeinen weit über das hinaus geht, was wir bei einer spontanen Cirrhose zu sehen gewohnt sind. Individuelle Unterschiede sind natürlich vorhanden: Exsudative Tuberkulosen, kachektische

Patienten vermögen auch den verstärkten Reiz des Kollapses nur ungenügend mit Bindegewebsproliferation zu beantworten. Dauer und Vollständigkeit der Retraktion sind von entscheidender Bedeutung. Als Ursache dieser gewaltigen Umwandlung, die ja nichts anderes als die Einleitung der anatomischen Heilung darstellt, kommt einmal die Ausschaltung der Funktion in Betracht. Wissen wir doch aus Untersuchungen von NISSEN, daß auch in der gesunden Lunge z. B. nach Unterbindung des Bronchus Induration die Folge ist. Des weiteren

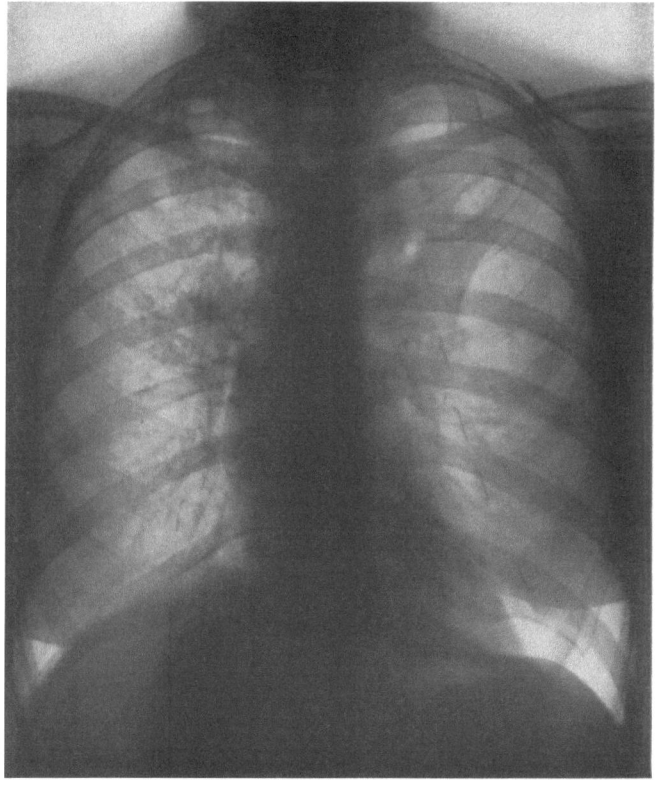

Abb. 11. Derselbe Fall: Bogenförmige Ausbuchtung des Mittelfelles nach rechts durch kleinen, mantelförmigen linksseitigen Pneumothorax. Starke Stauung der rechten Lunge.

aber spielt der Einfluß des Kollapses auf Blut- und Lymphzirkulation eine ausschlaggebende Rolle. Wenn die Meinungen über die Durchblutung der Kollapslunge noch nicht ganz geklärt sind, so liegt das, wie SAUERBRUCH mit Recht betont, daran, daß nicht scharf genug zwischen akutem und chronischem, offenem und geschlossenem Pneumothorax unterschieden, ebensowenig Strömungsgeschwindigkeit und jeweilige Blutmenge hinreichend auseinander gehalten wurden. Die Kollapslunge, die *längere Zeit* unter der Wirkung des Pneumothorax gestanden hat, ist infolge der zunehmenden Atelektase und bindegewebigen Umwandlung, durch die naturgemäß auch eine weitgehende Einengung der Gefäße erfolgt, schlechter durchblutet. Im *Beginn* der Retraktion dagegen dürfen wir vermehrte Blutfülle, wahrscheinlich auch eine gewisse Stauung annehmen.

Nach den Untersuchungen von WEISS (aus der SAUERBRUCHschen Klinik) gehen jedenfalls 70% der gesamten Blutmenge durch eine Kollapslunge. Die Durchblutungsgröße hängt nach den Versuchen von NISSEN und LAUX von dem im Brustraum herrschenden Drucke ab. Das ist ohne weiteres verständlich. Denn wir wissen, daß unter normalen Verhältnissen mit jedem Inspirium der Blutstrom aus den großen Körpervenen in das rechte Herz angesaugt wird, die Diastole also eine Erleichterung erfährt. Der Lungenkollaps bedeutet daher eine erhebliche Verringerung der Saugkraft des rechten Herzens, ganz besonders

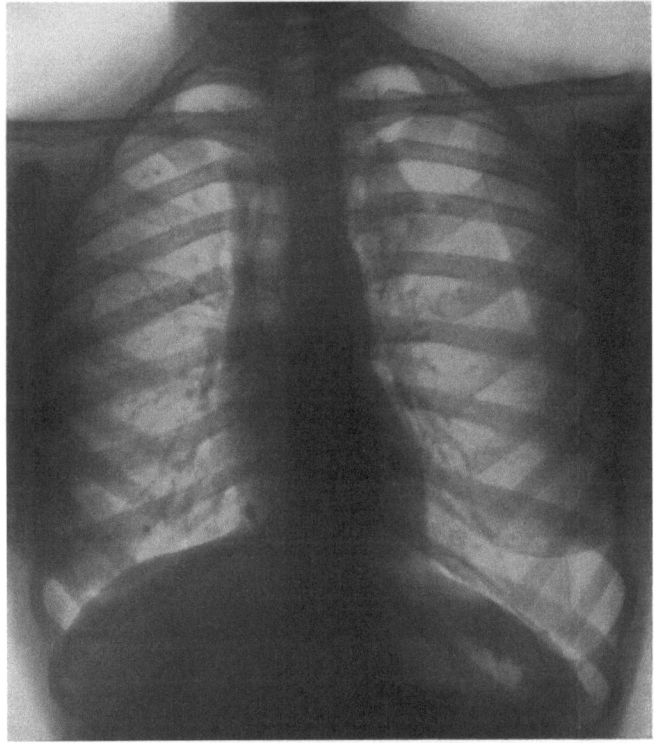

Abb. 12. Mediastinal-Hernie. Ausstülpung der vorderen schwachen Stelle nach rechts bei linksseitigem Pneumothorax.

beim offenen, aber auch beim geschlossenen Pneumothorax. Die Folge muß eine Stauung in der retrahierten Lunge sein. Nun ist aber, wie wir gesehen haben, auch das Mediastinum dem negativen Drucke ausgesetzt; das Fehlen einer Aspiration mit der Einatmung wird sich demnach auch hier in einer Störung des Rückflusses zum rechten Herzen geltend machen.

Im Lymphsystem tritt Stauung ein. Die Triebkraft der Lymphe, die unter normalen Verhältnissen durch die Atembewegung gegeben ist, fällt beim Pneumothorax weg. Experimentell läßt sich zeigen, daß inhalierter Ruß in den Lymphbahnen und Lymphdrüsen der Kollapslunge sich sammelt. Die Folge dieser Lymphstauung ist eine Stagnation der Tuberkulotoxine in den Lymphbahnen, was einer Verzögerung, wenn nicht Verhinderung ihrer Resorption gleichkommt. Damit hört die Giftwirkung auf — eine oft momentane Einwirkung des therapeutischen Pneumothorax auf Temperatur und Allgemeinzustand ist die Folge. Gewöhnlich geht mit beginnendem Zusammenpressen der Lunge verstärkte Resorption voraus, oft begleitet von Temperatursteigerung und vermehrten toxischen Symptomen.

Für die andere Lunge gilt das Gegenteil. Die Lymphzirkulation ist durch die verstärkte Atemtätigkeit erhöht: Daher die Gefahr der Ausbreitung einer frischen Tuberkulose der Gegenseite.

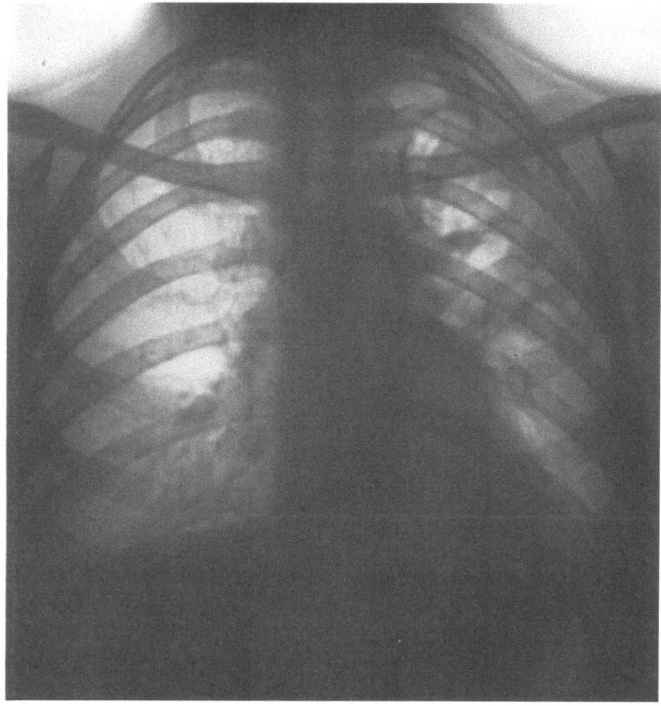

Abb. 13. Linksseitige kavernöse Tuberkulose, weitgehend geschrumpft. Pneumothoraxversuch nach dem klinischen Bilde aussichtslos.

Die *Durchführung der Pneumothoraxtherapie* hängt nun aber weitgehend von den vorliegenden anatomischen Verhältnissen ab. Liegen ausgedehnte flächenhafte Verwachsungen der Brustfellblätter vor, so ist der Eingriff unmöglich. Umgekehrt ist eine totale Retraktion der Lunge nur beim Fehlen aller Verwachsungen denkbar. Meist finden sich Teilverwachsungen, sei es strang- oder bandförmig, sei es über kleinere oder größere Flächen verteilt, die den Kollaps beeinträchtigen. Je nach Form und Sitz dieser Briden wird auch die Wirkung des Pneumothorax mehr oder weniger ungünstig beeinflußt. Naturgemäß finden sich die ältesten und ausgedehntesten Verwachsungen gewöhnlich auch über den am meisten erkrankten Lungenabschnitten. Die Möglichkeit, Verwachsungen klinisch vor Anlage des Pneumothorax nachzuweisen, besteht leider nicht (Abb. 13 u. Abb. 14). Es gibt gewisse Anhaltspunkte, die sich aus der Anamnese oder dem klinischen Befund herleiten — aber alle bleiben unsicher. Einwandfreie Entscheidung kann nur von dem Versuche der Anlage selbst erwartet werden!

Was die *Technik des Eingriffes* anlangt, so haben wir zwischen der Schnittmethode nach BRAUER und der Stichmethode nach SAUGMANN-FORLANINI zu unterscheiden. BRAUER legt die Pleura frei und durchbohrt sie stumpf mit der SALOMONschen Nadel. Die Methode hatte ihre Berechtigung, solange uns ausgedehnte Erfahrungen fehlten, vor allem eine genaue Kenntnis der mano-

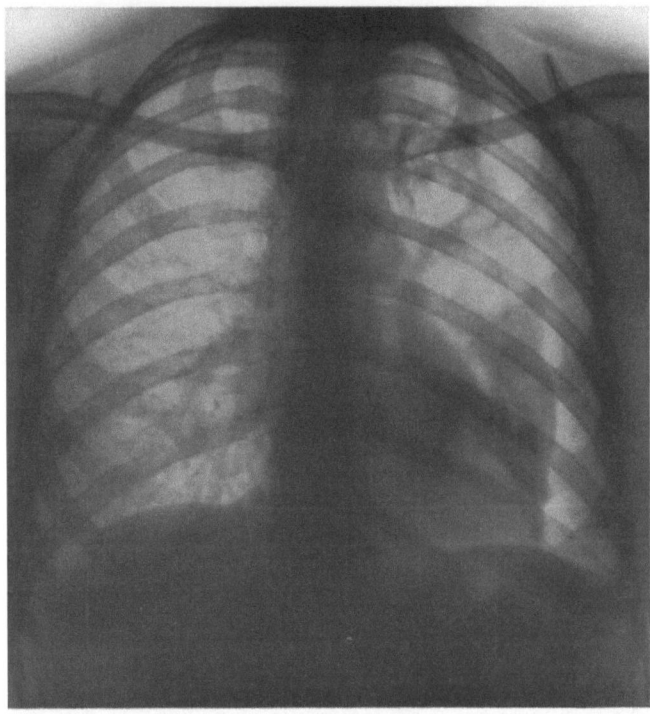

Abb. 14. Derselbe Fall: Trotz der weitgehenden Schrumpfung fast völlige Ablösung der linken Lunge bis über die Spitze.

metrischen Verhältnisse noch nicht vorlag. Heute wird wohl allgemein der ungleich einfacheren Stichmethode der Vorzug gegeben. Sie steht der Schnittmethode an Ungefährlichkeit nicht nach, sofern wir die Grundlagen der Technik beachten:

1. Der Kranke wird auf die gesunde Seite gelagert. Durch Unterschieben von Kissen unter die Hüfte wird erreicht, daß die zu wählende Einstichstelle den höchsten Punkt darstellt. Das einströmende Gas sammelt sich so um die Nadelspitze und drängt zunächst nur in diesem Bereich die Lunge ab (Abb. 15).

2. Das Gefühl ist so weit auszubilden, daß der Operateur jederzeit weiß, wo er sich mit der Nadelspitze befindet. Das Durchstoßen der Pleura gibt ein charakteristisches Gefühl. Der Erfahrene kann daher meist schon vor Prüfung des Manometers sagen, welche Verhältnisse vorliegen.

3. Aber selbstverständlich bleibt das Manometer das Ausschlaggebende. *Es darf kein Kubikzentimeter Gas eingelassen werden, wenn nicht absolut freies Manometerspiel besteht.* Liegt die Nadelspitze im freien Pleuraraum, so treten ausgesprochen negative Ausschläge des Manometers auf. Vermöge ihrer Elastizität retrahiert sich die Lunge entsprechend der eingeführten Gasmenge mehr und mehr zum Hilus. Der Zug der Lunge läßt sich physikalisch als Saugwirkung auffassen und manometrisch bestätigen. Man spricht deshalb auch von einem negativen Druck der Brusthöhle. Dieser überträgt sich auf alle Organe im Brustkorb: Herz, große Venen, Arterien, mediastinales Bindegewebe, ja, er kann auch in der Speiseröhre nachgewiesen werden.

Die Lungenluft dagegen steht durch die Trachea und ihre Verzweigungen mit der Atmosphäre in Verbindung, wird also durch den negativen Druck nicht beeinflußt.

Im Pleuraraum beträgt der negative Druck bei Mittelstellung des Thorax etwa — 6—8 mm Hg, in der Inspiration steigt er mit Zunahme des elastischen

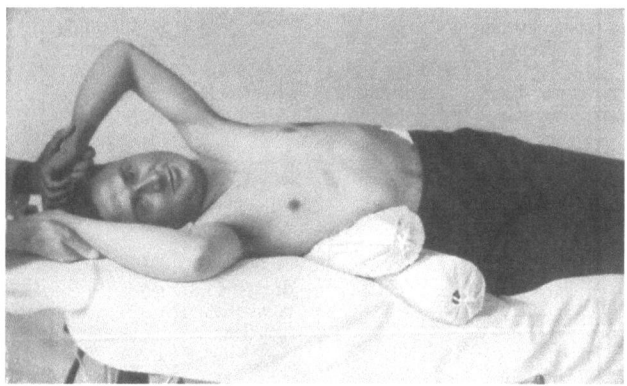

Abb. 15. Lagerung des Kranken.

Lungenzuges auf — 12—20 mm Hg, um bei der Exspiration auf — 3—5 mm Hg zu sinken. Je mehr Luft in den Brustfellraum eingeführt wird, um so mehr nähert sich der Druck dem Nullpunkt, bis er schließlich positive Werte erreicht.

Der negative Druck ist keineswegs an jeder beliebigen Stelle des Brustkorbes gleich. Er wird um so negativer, je mehr man sich lateral und caudal vom Hilus entfernt. Dies hängt damit zusammen, daß die elastische Zugkraft der Lunge nach den Untersuchungen TENDELOOS an ihren Randteilen am größten ist.

Der negative Druck ist ferner abhängig von Alter und Größe des Kranken, vom Zustande der Lunge und den Elastizitätsverhältnissen des Brustkorbes: Bei Jugendlichen finden wir höhere Werte als bei alten Leuten, starrer Thorax und Emphysem geben kleinere Zahlen. Durch die Lageänderung von Herz und Leber im Sitzen und Liegen ist namentlich bei rechtsseitigem Pneumothorax der Druck in aufrechter Körperhaltung nicht unwesentlich höher als in Rücken- oder Seitenlage. Im Einzelfalle ist der Grad der Retraktion recht verschieden — gibt es doch kaum zwei Röntgenbilder von Pneumothoraces, die einander gleichen. Teilverwachsungen der Brustfellblätter, Verschwartung des Mediastinums, Bewegungsbeschränkung des Zwerchfelles, Verbreitung und Dichte der Herde der Lunge beeinflussen den Kollaps und die intrapleuralen Druckverhältnisse.

Apparatur. — Art des Gases.

Ich habe in einer Tabelle zusammengestellt, welche Möglichkeiten wir beim Einstich durch die Brustwand je nach Lage der Nadelspitze erwarten dürfen:

	Manometer	Ausschläge mit der Atmung	Druckanstieg beim Einfließen von Gas	Subjektiv	Bemerkungen
Freie Pleura	deutlich neg. mit freiem Spiel	groß	gleichmäßig und langsam	keine besonderen Beschwerden	
Verwachsungen geringen Grades, sei es strangförmig, sei es flächenhaft	deutlich neg. mit freiem Spiel	nicht ganz so groß	etwas schneller	rascher etwas Druckgefühl	
Flächenhafte Verwachsungen	negativ, aber geringe Werte	klein	rasch	sofort Druckgefühl und Atemnot	
Pleur. Schwarte evtl. antepleural	ganz klein negativ	minimal	sehr rasch	Schmerz	
Freie Pleura, aber Nadel durch Gewebspartikelchen oder Blut verlegt	deutlich negativ, aber ohne Spiel	fehlt	nach Einfließen von Gas meist frei		nach Einführen des Mandrins freies Spiel
Nadel im Blutgefäß	schwach positiv	fehlt	darf nie versucht werden		da der Druck im Gefäß größer ist als im System, wird etwas Blut in die Nadel herübergedrängt
Nadelspitze in der Lunge	vorhanden um 0	gering, gleich weit negativ und positiv	kein Anstieg, Versuch gefährlich		

Über die *Apparatur* viel zu sagen dürfte sich erübrigen. Alle die verschiedenen Apparate und Nadeln haben ihre Vorzüge und Nachteile. Ich persönlich schätze am meisten den v. MURALT-SAUGMANschen oder den BRAUERschen Apparat. Auch mit dem LESCHKEschen leicht transportablen Instrumentarium läßt sich sicher gut arbeiten, weil durch dauernde Einschaltung des Manometers ein vorsichtiges Handhaben, trotz der Verwendung einer Spritze gewährleistet ist. Vorbedingung bleibt, daß man sein Instrumentarium in allen Einzelheiten beherrscht und unter allen Umständen wenigstens die ersten 300—400 ccm ohne nennenswerten Überdruck einfließen läßt.

Als Nadel benützen wir die SAUGMANsche mit kurz geschliffener Spitze (Abb.16). Der Mandrin soll die Nadelspitze bei der Anlage gar nicht, bei der Nachfüllung höchstens um 2—3 mm überragen. Es besteht, wie wir aus einer traurigen eigenen Erfahrung heraus bestätigen müssen, sonst die Gefahr, daß trotz richtiger Lage der Nadel durch den weitüberstehenden Mandrin eine gefährliche Lungenverletzung gesetzt wird. Ob man Stickstoff, Sauerstoff oder atmosphärische Luft verwendet, ist praktisch belanglos. Schon nach wenigen Tagen hat sich das eingefüllte Gas infolge Gasaustausches durch die Pleura in ein Gasgemisch verwandelt, das 90% N, 6% CO_2 und 4% O enthält (TOBIESEN).

Auch die Gefahr der *Luftembolie* kann durch die Wahl des Gases nicht vermindert werden. Man glaubte, daß der Sauerstoff im Blut rascher resorbiert würde und infolgedessen ungefährlicher sei. WIEDEMANN und GRASS ihrerseits empfahlen Kohlensäure. GRASS wies nach, daß Kohlensäure sogar in kohlesäurereichem Blut bis zu $2/3$ ihres Volumens, Sauerstoff selbst in sauerstoffarmem Blut nur in geringer Menge resorbiert wird. Demgegenüber stehen aber die experimentellen Untersuchungen BRAUERs und WEWERs, die zeigen konnten, daß nicht das Gas durch seine Art, sondern rein mechanisch durch die mehr oder weniger lang andauernde Unterbrechung die Zirkulation schädigt. Ein bis zwei Herzschläge dürften genügen, um unter Umständen den Transport zu einem lebenswichtigen Organ durchzuführen. In so kurzer Zeit kann von einer Resorption irgendeines Gases nicht gesprochen werden. Für das Zustandekommen einer Embolie können schon 0,2 ccm genügen.

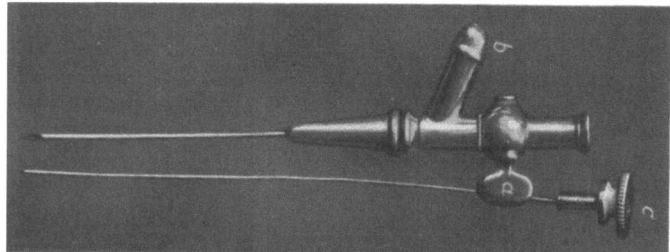

Abb. 16. Pneumothoraxnadel nach SAUGMAN.

Der an sich kleine Eingriff der Anlage eines künstlichen Pneumothorax verlangt zur Vermeidung von Gefahren größte Vorsicht, peinliche Technik, selbstverständlich aseptisches Arbeiten.

Wir sind bei der sehr großen Zahl unserer Pneumothoraxanlagen stets ohne Lokalanästhesie ausgekommen. Auch der ängstlichste Kranke, auch Kinder sind durch richtigen Zuspruch leicht zu beeinflussen. Einzig wenn starker Reizhusten besteht, geben wir einige Tropfen Codein. Wir vermeiden, in einer Sitzung größere Gasmengen einfließen zu lassen, um die Retraktion der Lunge mit all ihren Konsequenzen für Herz, andere Seite, Gesamtorganismus allmählich zu erzielen. Wir pflegen deshalb beim ersten Male nur 200—300 ccm Gas zu geben, dafür jeden 2. bis 4. Tag nachzufüllen, bis die im Einzelfall gewünschte Größe erreicht ist. Nur die Anlage eines künstlichen Pneumothorax wegen schwerster Blutung bedingt eine Ausnahme. Hier wird eine gewisse Kompression des blutenden Gefäßes erstrebt, der Druck muß also sofort auf schwach positive Werte gesteigert werden. Dafür genügt aber meist eine Tamponade von wenigen Tagen, so daß man später den Druck bald wieder herabsetzen kann. Auch bei den Nachfüllungen vermeiden wir größere Gasmengen (durchschnittlich über 5—600 ccm) und verkürzen lieber die Zwischenräume. Ich weiß, daß dieser Forderung innerhalb einer Anstalt leicht, in der ambulanten Praxis oft schwer zu entsprechen ist. Trotzdem sollte man sich niemals verleiten lassen, solchen äußeren Umständen zuliebe eine übermäßige Steigerung des Druckes anzuwenden.

Beim Ortswechsel des Kranken ist zu beachten, daß mit steigender Höhe entsprechend dem geringeren Barometerdruck das Gas sich stärker ausdehnt. Vor einer Reise ins Hochgebirge also soll der Druck besonders niedrig gehalten werden, umgekehrt, bei einer Rückkehr aus der Höhe ist frühzeitigere Nachfüllung angezeigt.

Für die *Durchführung der Behandlung* im einzelnen lassen sich irgendwelche allgemein-gültigen Regeln nicht aufstellen. Sowohl die jeweils einzuführende Gasmenge als die Zeitspanne zwischen den einzelnen Nachfüllungen sind für jeden Kranken nach dem klinischen, röntgenologischen und sonstigen Befund individuell festzulegen. Erfahrungsgemäß resorbiert sich das Gas im Anfang schneller als später, wenn die Pleura verdickt ist. Hat sich Exsudat gebildet, so verzögert sich die Aufsaugung noch viel mehr. Die Nachfüllungen haben nicht nur den Zweck, die Menge des verschwindenden Gases zu ersetzen, sondern auch — so lange erforderlich — das Volumen des Pneumothorax zu vergrößern. *Ziel der Behandlung ist in jedem Falle, unter möglichst geringer Druckanwendung ein klinisch möglichst vollkommenes Ergebnis* (Fieber-Sputum-Giftfreiheit usw.) *zu erzielen und zu erhalten.* Niemals wird man eine Drucksteigerung anstreben, wenn das gewünschte Resultat erreicht ist. Auch wenn ein voller Erfolg zunächst ausbleibt, wäre es ein Kunstfehler, ihn durch forcierte Nachfüllungen erzwingen zu wollen. Man muß sich bewußt bleiben, daß Infiltrationen der Lunge einen genügenden Kollaps hindern und sich nur allmählich zurückbilden können, daß Stränge — wenn überhaupt — nur sehr langsam und vorsichtig gedehnt werden dürfen. Brüskes Vorgehen bedingt durch Zerren der Verwachsungen fast immer ein Exsudat, rückt zudem durch Abreißen von Adhäsionen bis in die Lunge hinein die Gefahr einer inneren Perforation in bedrohliche Nähe. Nach den vorliegenden Erfahrungen kann es also nicht mehr verantwortet werden, Sprengungen von Verwachsungen durch Drucksteigerung herbeiführen zu wollen. Ist das Brustfell im Laufe der weiteren Pneumothoraxbehandlung sehr starr geworden, was meist nur unter einem Exsudat vorkommt, so darf man ausnahmsweise mal bis $+10 +12$ cm Wasser heraufgehen.

Der schädlichen Folgen übermäßiger Drucksteigerung auf Mediastinum und andere Seite wurde bereits gedacht.

Wir müssen uns von der Vorstellung frei machen, als wenn *unter allen Umständen* der Grad des Kollapses, mit anderen Worten, die Höhe des intrapleuralen Druckes dem Heilungsvorgang in der kranken Lunge direkt parallel gehe. Gewiß, je vollkommener die Retraktion, um so größer wird die allgemeine Einengung der Lunge, die Verkleinerung der Hohlräume, um so intensiver auch die Anregung zur Bindegewebsbildung sein. Aber dieses Optimum ist für den einzelnen Fall doch recht verschieden; zudem lehrt die Erfahrung, daß bei einzelnen Kranken, besonders bei solchen mit rasch fortschreitenden exsudativen Tuberkulosen mäßige Entspannung und mäßiger Druck vorteilhafter sind.

Im allgemeinen können wir zwei verschiedene Formen der Lungenretraktion unterscheiden, zwischen denen es alle Übergänge gibt:

1. Der günstigste Fall: Gerade die kranken Partien der Lunge zeigen einen vollkommeneren Kollaps und gleichzeitig eine geringere Ausdehnungstendenz, während die gesunden Abschnitte, also meist der Unterlappen, sich langsamer zusammendrücken lassen und sich rascher wieder entfalten. Man hat von einem Entspannungs- oder Selektivpneumothorax gesprochen. Die erste Bezeichnung ist meines Erachtens abzulehnen. Jeder Pneumothorax hat Entspannung zur Folge. Auch eine selektive Wirkung des Gases anzu-

nehmen, ist unhaltbar. Ausschlaggebend ist einzig die pathologisch-anatomische Eigenart des kranken Lungenabschnittes. Da, wo die Tuberkulose am meisten vorgeschritten ist, pflegt auch das bindegewebige Traggerüst größtenteils zerstört zu sein. Der betreffende Abschnitt wird also nur durch das Wandgerüst in seiner Form gehalten, die Querverstrebungen fehlen. Ist nun obendrein die Wand relativ nachgiebig, so muß aus rein mechanisch-statischen Bedingungen heraus die Lunge in diesem Bereich dem Druck von außen geringeren Widerstand entgegensetzen als in den übrigen normalen Abschnitten. Auch wird es nur eines geringen äußeren Druckes bedürfen, um die Retraktion aufrecht zu erhalten. Dadurch erklärt sich der raschere Kollaps, erklärt sich zum Teil auch die langsamere Wiederausdehnung. Hierfür kommt noch ein zweites Moment ursächlich in Frage. Durch den

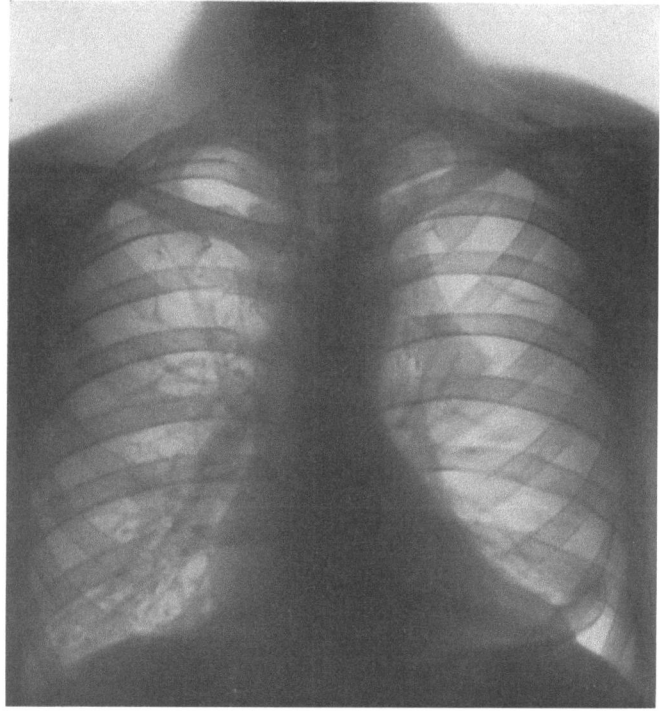

Abb. 17. Typischer Selektiv-Pneumothorax links. Der fast in ganzer Ausdehnung kavernös zerstörte Oberlappen völlig retrahiert, der kaum veränderte Unterlappen weitgehend entfaltet.

Kollaps wird der zuführende Bronchus geknickt und damit verengt oder gar verlegt. Der Gegenantrieb von innen mit dem inspiratorischen Luftstrom fällt also weg.

Die Kenntnis dieser Formen ist praktisch bedeutungsvoll. Da bei den Nachfüllungen gewöhnlich über den unteren Abschnitten eingegangen wird, ist ein Anstechen der Lunge leicht möglich. Man schützt sich dagegen, indem man vor jeder Nachfüllung sorgfältig durchleuchtet, außerdem für den Einzelfall nach dem Vorschlage von BAER die Stichtiefe notiert (Abb. 17).

2. Häufiger ist das Gegenteil der Fall: Gerade die kranken Partien zeigen eine Beeinträchtigung der Retraktion durch strangförmige oder flächenhafte Verwachsungen. Ganz ohne Adhäsionen sind eigentlich nur die akut verlaufenden exsudativen Fälle. Auch derartige partielle Pneumothoraces können klinisch wirksam werden, Entfieberung, Entgiftung, Sputumfreiheit, Bindegewebsentwicklung usw. bedingen (Abb. 18). Ist die Luftblase aber zu klein, um günstig wirken zu können, so bleibt Weiterführung des Pneumothorax

gefährlich und zwecklos. Heute dürfen und müssen solche Kranke anderen operativen Maßnahmen zugeführt werden.

Von der Gesamtzahl der Patienten, für die an sich die Indikation für den künstlichen Pneumothorax gegeben ist, läßt sich diese Behandlung, in erster Linie wegen Verwachsungen, nur etwa in einem Drittel bis ein Fünftel erfolgreich durchführen.

Die Frage der *Dauer der Pneumothoraxbehandlung* ist außerordentlich schwierig zu beantworten. Leider gibt es kein diagnostisches Mittel, um den jeweiligen

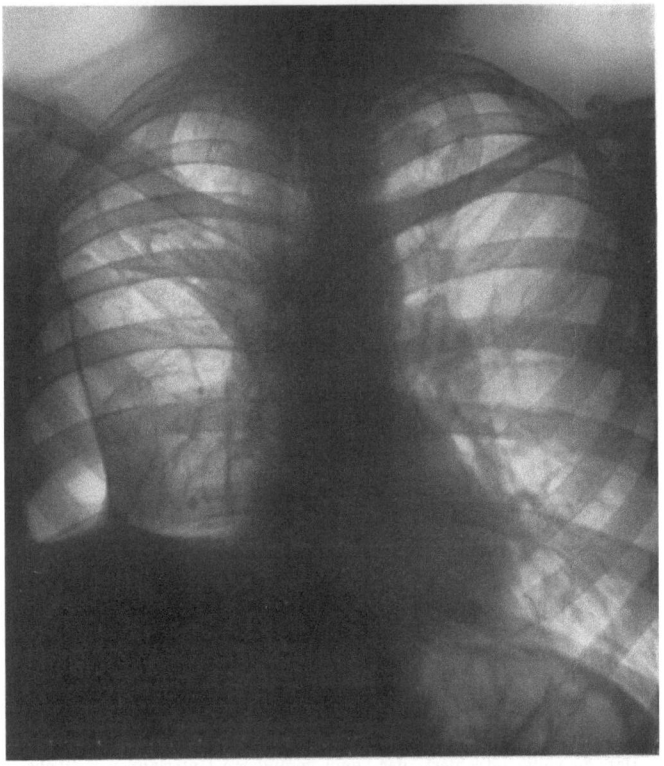

Abb. 18. Partieller rechtsseitiger Pneumothorax. Klinisch wirksam.

Zustand der Kollapslunge mit Sicherheit festzustellen. Wegleitend bleibt der ursprüngliche Befund der Lunge, die Schnelligkeit und Vollständigkeit der Wirkung des Kollapses. Wir verlangen im allgemeinen, daß der Patient mindestens ein Jahr ununterbrochen bacillenfrei war. So dürften auch für mittelschwere Tuberkulosen $1^1/_2$ bis 2 Jahre, für ausgedehnte auch 3—4 Jahre Behandlungsdauer nötig werden. Einzig bei frischen Infiltraten bzw. Rundkavernen, wird man gelegentlich mit 10—12 Monaten auskommen. Zur beliebigen Fortführung des Pneumothorax, wie sie von manchen Ärzten empfohlen und häufig vom Kranken selbst gewünscht wird, können wir uns nicht entschließen. Abgesehen von der rein wirtschaftlichen Seite ist die Gefahr für den Kranken zu groß; ernste Zufälle wie Embolie sind auch nach Jahren bei jeder Nachfüllung möglich, mischinfizierte Exsudate können von heute auf morgen einen lebensbedrohlichen Zustand herbeiführen.

Will man einen Pneumothorax eingehen lassen, so geschieht dies am besten, ebenso wie die Erstanlage, in einer Anstalt. Nur hier ist die notwendige klinische Überwachung gewährleistet. Treten bei dem Versuch, die Lunge sich ausdehnen zu lassen, noch nach 2 oder mehr Jahren aktive Symptome — bacillenhaltiges Sputum — auf, so ist ernstlich zu erwägen, ob man nicht auf die Fortführung des Pneumothorax zugunsten einer Thorakoplastik verzichtet.

Ein Wort über die *Klinik des künstlichen Pneumothorax:*

Gelingt die Anlage, so tritt manchmal ein fast momentaner Erfolg ein, der sich am eindrucksvollsten in der Änderung des Allgemeinzustandes durch die Entgiftung ausprägt. Häufiger jedoch stellt sich die Wirkung erst allmählich in Wochen und Monaten ein. Mit zunehmendem Kollaps wird perkussorisch der Schall aufgehellt, tympanitisch, auscultatorisch die Atmung leise oder aufgehoben. Nur da, wo die Lunge dem Thorax anliegt, hört man Bronchialatmen. Die Rasselgeräusche verschwinden, das Sputum wird weniger und hört auf. Die Temperatur geht gewöhnlich lytisch, oft nach einem vorübergehenden reaktiven Anstieg zurück. Gelegentlich beobachtet man noch mehrere Wochen jedesmal im Anschluß an eine Nachfüllung wieder eine kurzdauernde Steigerung (Punktionsfieber). Atemnot, namentlich nach Anstrengung, ist im Beginn der Behandlung oft zu beobachten, übersteigt aber gewöhnlich nicht einen relativ geringen Grad, verschwindet zudem bald wieder. Sie steht durchaus nicht in Parallele zur Größe des Pneumothorax, hat viel eher Beziehung zur Nachgiebigkeit des Mediastinums. Denn nicht die Einschränkung der Atmungsoberfläche, sondern die mangelhafte Arterialisation des Blutes ist die Ursache.

Die physikalische Untersuchung der Kollapslunge ist schwierig und zeitraubend. Man kann eine regelmäßige Röntgendurchleuchtung nicht entbehren.

Will man die Pneumothoraxbehandlung beenden, so ist es falsch, einfach mit den Nachfüllungen aufzuhören. Man läßt die Lunge sich allmählich wieder ausdehnen, indem man jeweils kleinere Gasmengen und größere Intervalle anwendet. Meist geschieht die Entfaltung unter Verlötung der Brustfellblätter und starker Schrumpfung. Auch bei ausgedehnter Fibrose behalten die vordem gesunden Lungenabschnitte ihre volle Ausdehnung und Funktionsfähigkeit noch nach Jahren. Erstaunlich ist, wie selbst größere Verlagerungen des Mittelfelles hierbei ohne besondere subjektive und objektive Beschwerden vertragen werden. Es ist eben ein grundlegender Unterschied, ob eine an sich vielleicht geringfügigere, aber rasch einsetzende Verdrängung des Herzens und der großen Gefäße, noch dazu in die gesunde Lunge erfolgt, oder ob das schrumpfende Organ allmählich das Mittelfell nachzieht. Treten hierbei Störungen auf, so sind sie nicht der Verziehung an sich, sondern einem in Stärke und Richtung ungleichen Zuge und einer dadurch verursachten Gefäßknickung mit Kreislaufbehinderung zuzuschreiben.

Beim Eingehen des Pneumothorax ändert sich natürlich das klinische Bild. Der Klopfschall wird erneut gedämpft, die Atmung wird wieder hörbar, je nach den ursprünglich vorliegenden Veränderungen in ihrem Charakter geändert (unrein, bronchial usw.). Schwierig zu beurteilen sind die jetzt auftretenden Nebengeräusche. Es können alle Arten von feinsten bis groben Geräuschen hörbar werden, die von eigentlichem Rasseln nicht zu unterscheiden sind und doch mit diesem nichts zu tun haben. Inmitten der bindegewebig umgewandelten Lungenteile steht das verhältnismäßig starre Gerüst der Bronchen, die ihrerseits zum Teil zusammengedrückt, zum Teil mehr oder minder scharfwinkelig gebogen sind. Hinter den geknickten Bronchen finden sich Abschnitte kollabierter Alveolen, dazwischen wieder Teile mehr oder minder ausgesprochenen Emphysems. Von einem reibungslosen Einstreichen der Atmungsluft kann also nicht mehr die Rede sein. Die Bronchen werden gestreckt, die kollabierten Alveolen auseinandergerissen, die pleuritischen Auflagerungen und Stränge werden — sei es auf der Lunge, sei es an der Brustwand — reiben. Etwaiges Sekret in den Bronchektasen kommt in Bewegung. Alle diese Geräusche werden ganz besonders mit dem Hustenstoß hervortreten. Temperatur, Blutbild, Sputumuntersuchung im Verein mit dem sonstigen klinischen Bilde müssen hier wegleitend bleiben.

Die bereits wiederholt gestreiften *Gefahren und Komplikationen* des Pneumothorax bedürfen noch einer kurzen, zusammenfassenden Besprechung:

1. Emphysem. Ein subcutanes oder submuskuläres Emphysem entsteht, wenn man in irgendeiner Schicht außerhalb der Pleura Gas einfließen läßt oder wenn beim Husten und Pressen Gas durch den Stichkanal aus der Pleurahöhle entweicht und sich im Zwischengewebe verteilt. Große Bedeutung kommt dem nicht zu. Ist dagegen die Lunge so unglücklich verletzt, daß aus dem Alveolargebiet Luft austritt, so kann sie sich auch bei unverletztem Mittelfell einen Weg nach oben bahnen. Rückt nun Luft in unbeschränktem Maße nach, so gerät das Gas unter Spannung und kann durch Druck auf Luftröhre und große Gefäße lebensgefährlich werden.

2. Die Besonderheiten des Mittelfelles haben wir bereits auseinandergesetzt.

3. Die Gasembolie ist die größte Gefahr bei Anlage und noch mehr bei Nachfüllungen des Pneumothorax; denn gerade hierbei kann eine unglückliche Lungenverletzung, die eine Vene eröffnet, ein Ansaugen der im Brustraum vorhandenen Luft zur Folge haben. Das klinische Bild ist außerordentlich wechselnd. Vom rasch vorübergehenden Unwohlsein bis zur Lähmung, Krämpfen, Bewußtlosigkeit, ja bis zum sofortigen Tode sind alle Übergänge möglich. Alles das, was früher als Pleurareflex oder Pleuraschock beschrieben wurde, muß wohl als Luftembolie gedeutet werden. Es ist kaum anzunehmen, daß ein einfacher Stich durch die Pleura einen nennenswerten Reflex auslöst. Gewiß ist heute die Luftembolie glücklicherweise eine äußerst seltene Komplikation geworden. Es wäre aber falsch, sich dadurch in Sicherheit wiegen zu lassen. Die Möglichkeit ist immer gegeben und kann nur auf ein Minimum eingeschränkt werden, wenn die für die Technik beschriebenen Vorsichtsmaßregeln ängstlich beobachtet werden. Die Behandlung der Luftembolie besteht in sofortiger Tieflagerung des Kopfes, in energischer Verabreichung von Herzmitteln, eventuell Aderlaß.

Bei stark geschrumpften Lungen, bei denen gewöhnlich das hochgezogene Zwerchfell weitgehend atrophisch zu sein pflegt, kann unter Umständen die Nadel durch das Diaphragma hindurch in die Bauchhöhle gelangen. Läßt man trotz der paradoxen Ausschläge von kleiner Amplitude Gas einfließen, so setzt man eine Luftblase unter dem Zwerchfell. Sie kann durch Verklebung mit der Leber sogar gut lokalisiert bleiben (Abb. 19).

4. *Das Exsudat* ist die häufigste Komplikation im Verlauf des Pneumothorax. Die Zahlen schwanken zwischen 30—100%. Man findet Ausschwitzungen öfter, wenn Verwachsungen vorliegen. Ganz verhindern wird man diesen Zwischenfall nie können. Er läßt sich aber unseres Erachtens bei dem geschilderten vorsichtigen Vorgehen auf weniger als 25% herabdrücken. Am harmlosesten sind die rein serösen Ausschwitzungen. Sie bleiben fast immer klein, verschwinden

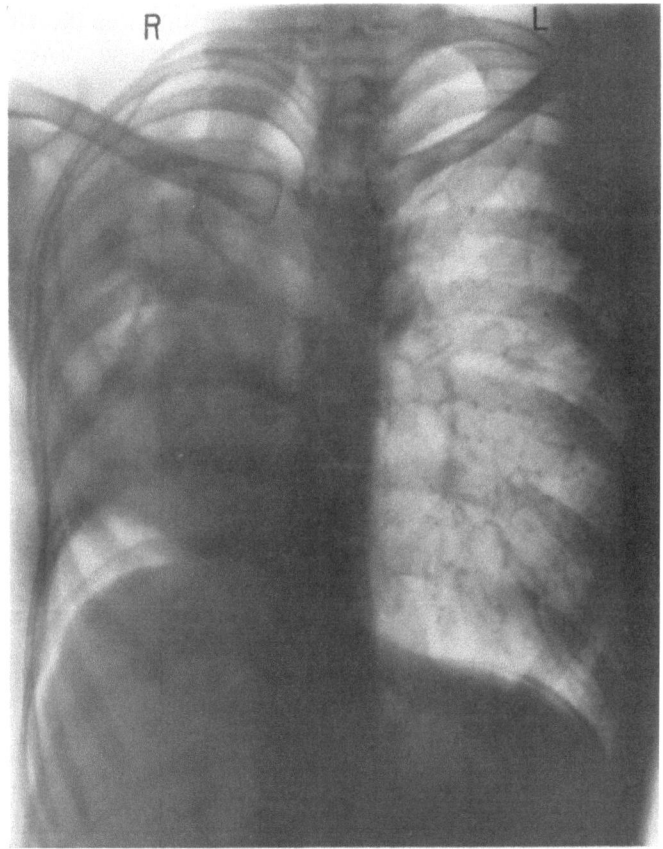

Abb. 19. Cirrhose der rechten Lunge infolge Tuberkulose. Extreme Schrumpfung mit völliger Rechtsverlagerung des Herzens. Subdiaphragmaler Pneumothorax, gut lokalisiert.

gewöhnlich ohne jede Behandlung. Leider sind aber die Exsudate häufiger, die reichlich Lymphocyten enthalten, sich unter stürmischen Erscheinungen, hoher Temperatur, Schmerz, Atemnot, entwickeln, anfänglich wenig, später massenhaft Tuberkelbacillen enthalten. Mischinfektion im Anfang kommt vor, wird aber gewöhnlich rasch überwunden.

Die Behandlung soll rein abwartend geschehen. Die Hauptgefahr liegt in einer übermäßigen Steigerung des intrapleuralen Druckes. Dieser muß also sehr sorgfältig kontrolliert und gegebenenfalls herabgesetzt werden. Am besten geschieht dies zunächst durch Ablassen von Gas. Bei sehr raschem Anwachsen erfolgt Punktion des Exsudates. Wir benutzen zu diesem Zwecke einen besonderen

Pneumothorax-Troikart mit zwei Ansätzen (Abb. 20). Die eine Verbindung führt zum Pneumothoraxapparat (Manometer bzw. Stickstoff), die andere zum Potain oder Dieulafoy.

Wir sind der Meinung, daß Exsudatbildung immer ein unerwünschter Zwischenfall ist. Oft wird durch die nunmehr ungleiche Verteilung des Druckes ein bis dahin guter Kollaps gestört. Durch fibrinöse Auflagerungen auf der Pleura pulmonalis wird eine ursprünglich nachgiebige Kaverne starrwandig und auseinander gesperrt. Vor allem aber besteht die Gefahr der Infektion des Exsudates im Verlauf einer an sich harmlosen Angina, Grippe usw., immer ein ernstes und lebensbedrohliches Ereignis.

In den schwersten Formen kommt dies zur Erscheinung bei den mischinfizierten Exsudaten nach Lungenriß. Eine derartige Lungenverletzung kann auf zweierlei Weise entstehen:

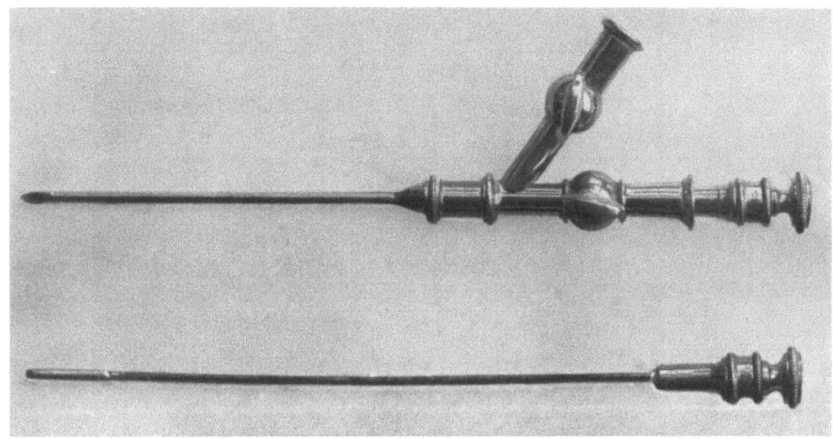

Abb. 20. Troikart zur Entnahme des Exsudates.

a) Durch Abreißen von Verwachsungen, was namentlich bei Anwendung von größeren Druckwerten möglich ist.

b) Durch ein Übergreifen des tuberkulösen Prozesses auf die Pleura pulmonalis. Auch hier wird ein Überdruck im Pneumothorax das Risiko erhöhen.

Tritt dieser gefürchtete Zwischenfall auf, so ändert sich mit einem Schlage das klinische Bild: Schüttelfröste, hohes septisches Fieber, Atemnot, rascher Verfall des Kranken sind die Folge. Auch hier darf man zunächst noch versuchen, konservativ vorzugehen. Man wird das Exsudat möglichst vollkommen abpunktieren und anschließend mit physiologischer Kochsalzlösung, $1/2^0/_{00}$-$2^0/_{00}$-Rivanol oder Jod-Jodkalilösung[1] spülen. In einigen Fällen wird man auf diese Weise die Mischinfektion überwinden. Wir können aber nicht dringend genug warnen, durch allzulanges Zuwarten den Kräfteverfall fortschreiten zu lassen. Sind in 4—6 Wochen die septischen Erscheinungen nicht wesentlich zurückgegangen, ist der Verfall nicht zum Stillstand gekommen, so muß man sich zur Operation entschließen. Man versucht die Bülau-Drainage. Kommt

---

[1] Jod 1,0, Jodkali 2,0, Aq. dest. 40,0 — davon 5 ccm auf 1 Liter sterilen Wassers (JESSEN).

man damit nicht zum Ziele, ist Thorakotomie mit Rippenresektion unbedingt angezeigt. In beiden Fällen ist möglichst bald die Einengung des Brustkorbes durch extrapleurale Rippenresektion anzuschließen (SAUERBRUCH).

Wenn wir die Komplikationen des künstlichen Pneumothorax derart in den Vordergrund stellen, so geschieht das in erster Linie, weil sie in einem großen Teil falscher Methodik zur Last gelegt werden müssen. Sie kommen in der Mehrzahl dann vor, wenn man statt Kollaps-Kompressionstherapie treibt. Niemals möchten wir den großen Wert der Pneumothoraxbehandlung herabsetzen. Sie bleibt das Verfahren der Wahl für alle die schweren Tuberkulosen, die dafür geeignet sind. Deshalb wird man sich auch der Forderung von ZINN-KATZ nach weitgehenderer sozialer Fürsorge für den versicherten Pneumothoraxträger nur anschließen können. Und das um so mehr, als die Erfolge — wie sie die folgende Übersicht zeigt — große Unterschiede aufweisen bei Kranken, die in günstigen wirtschaftlichen Verhältnissen leben, sich lange schonen und pflegen können, gegenüber den sozial schlechter gestellten, die schon nach wenigen Monaten ihre Arbeit wieder aufnehmen müssen und kaum Zeit finden, sich der ambulanten Pneumothoraxbehandlung zu unterziehen.

1. Behandlung von Privatpatienten und Ergebnisse von Sanatorien (nach KRUCHEN):

Bericht von	Zahl der Kranken	günstig beeinflußt
ZINN und SIEBERT, Priv.-Poliklinik, Kr. Moabit	61	54 %
v. MURALT, Davos	70	66,5%
TIDESTRÖM, Sanatorium	136	66,7%
CARPI, Lugano	66	50 %
WOLFF-EISNER, Privatpatienten	154	92 %
Sanatorium Arosa	55	76 %

2. Behandlungsergebnisse in der Großstadtpraxis und bei sozial schlechter gestellten Kranken.

Bericht von	Zahl der Kranken	günstig beeinflußt
ZINN und SIEBERT, Moabit 3. Kl.	183	32%
HARMS Allgemeinpraxis	145	35%
EPSTEIN, Rußland	95	18%
Städtisches Krankenhaus Mannheim	193	36%
Krankenhaus der Wiener Kaufmannschaft	60	42%
ROLLESTON, Ambul. bei ackerbautreib. Bevölker.	50	25%
KERTZMANN, Heilstätte in Rußland	56	21%

Weitere grundlegende Differenzen ergeben sich aus der Form der Tuberkulose. Nach der Statistik von ZINN-SIEBERT, der eine Beobachtungszeit bis zu 15 Jahren zugrunde liegt, finden sich als geheilt:

1. Für die produktiven Tuberkulosen 40%.
2. Für die produktiv-exsudativen Tuberkulosen 21%.
3. Für die exsudativen Formen 13,5%.

Das leitet uns unmittelbar über zu den *Anzeigen und Gegenanzeigen* des künstlichen Pneumothorax.

Sorgfältige Auswahl der Fälle und klare Indikationsstellung sind erforderlich. Die lange Dauer der Behandlung, die wirtschaftliche Belastung des Kranken müssen von vornherein in Rechnung gesetzt werden. Erst wenn die allgemeinen Voraussetzungen gegeben sind, hat die ärztliche Entscheidung nicht nur auf den lokalen Befund, sondern ebensosehr auf den Allgemeinzustand abzustellen.

Bietet die genaue Untersuchung des ganzen Menschen (Herz, Urin, Blutbild usw.) Gewähr für ausreichende Erholungsmöglichkeit, dann darf man an diese Therapie herangehen. Leichtere, bzw. beginnende Fälle schließen wir grundsätzlich aus. So lange konservative Behandlung Aussicht auf Erfolg bietet, besteht keine Veranlassung, den Kranken einem Risiko auszusetzen. Eine Sonderstellung nimmt die „Frühkaverne" ein, die aus dem infraclaviculären Frühinfiltrat entsteht. Sie ist eine ganz besondere Gefahr für den Kranken,

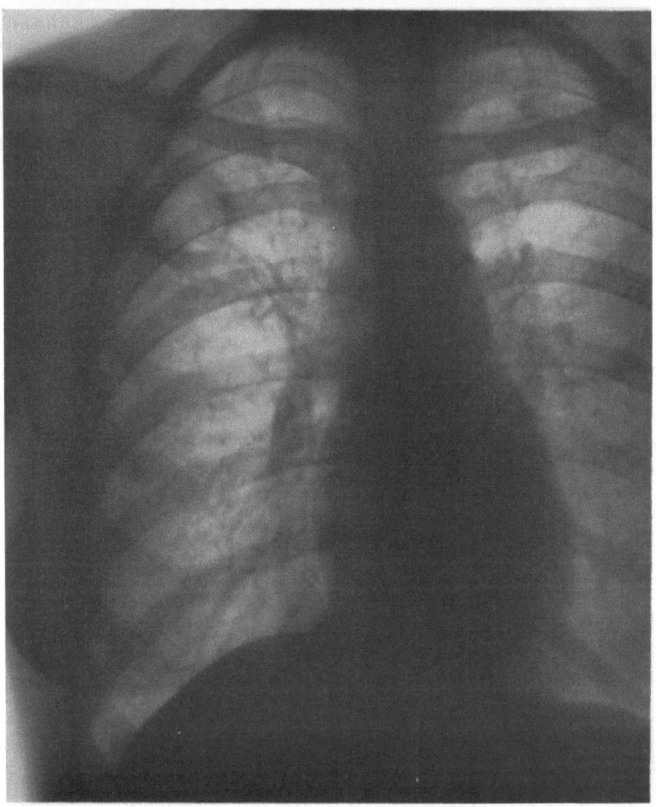

Abb. 21. Rechtsseitige infraclaviculäre Kaverne.

weil von ihr aus gewöhnlich rasch eine Aussaat der Tuberkulose, sei es auf dieselbe, sei es auf die andere Seite, erfolgt. Hier kann und soll auf längere vorgängige Behandlung verzichtet werden. Verwachsungen liegen meistens noch nicht vor, die Höhle hat eine nachgiebige Wand und damit eine gute Kollapsfähigkeit, die Herzkraft ist meistens ungeschädigt (Abb. 21 und 22).

Dagegen halten wir es es für nicht gerechtfertigt, Kollapsbehandlung auf jedes frische Infiltrat auszudehnen. Die gute und dauerhafte Rückbildungsfähigkeit bei entsprechender konservativer Therapie sprechen dagegen. Der Pneumothorax ist erst die Methode der Wahl, wenn Kavernisierung einwandfrei feststeht.

Von dieser Ausnahme abgesehen, ist die absolute Indikation nur bei schweren fortschreitenden, vorwiegend einseitigen Tuberkulosen gegeben. Insbesondere das Vorliegen von Kavernen wird uns den Entschluß zu dieser Behandlungsmethode erleichtern.

Die produktiven Formen der Tuberkulose sind weitaus die geeignetsten, die exsudativen sind ungleich ungünstiger. Man erlebt bei ihnen häufig tuberkulöse Empyeme, in der Regel bedingt, weil auch auf der Pleura tuberkulöse Herde sitzen. Man erlebt ferner nicht selten Übergreifen des tuberkulösen Prozesses auf die Pleura pulmonalis und Durchbruch nach innen und man erlebt

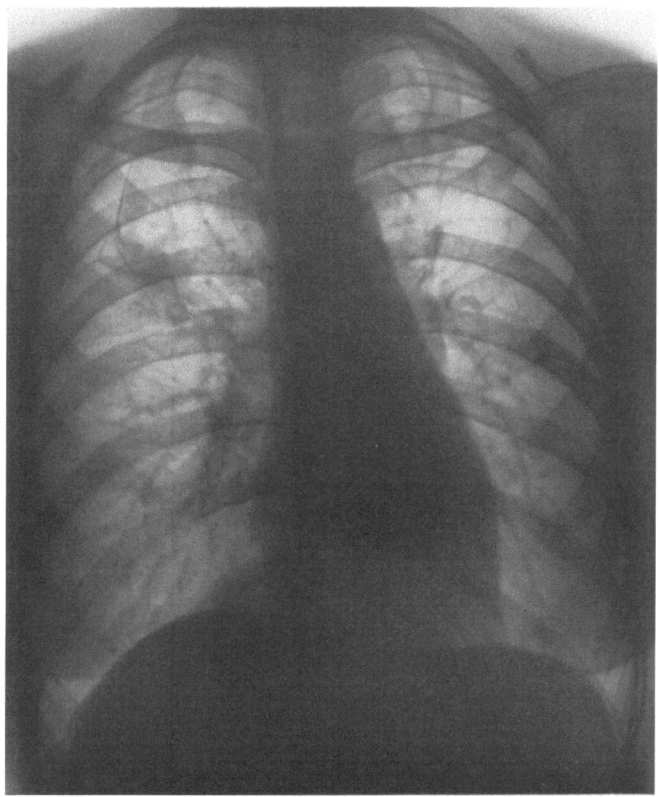

Abb. 22. Derselbe Fall: Vollkommener Kollaps durch kleinen mantelförmigen Pneumothorax.

schließlich trotz des Pneumothorax fortschreitende allgemeine Verschlechterung und Ausbreitung der Tuberkulose auf die andere Lunge. Dennoch werden wir diese Fälle nicht ganz von der Pneumothoraxbehandlung ausscheiden, namentlich nicht bei wirklich guter Einseitigkeit und hinreichender allgemeiner Widerstandskraft. Es gibt immer noch, auch unter den exsudativen Tuberkulosen eine Anzahl, in denen die rasche Ausbreitung und Verkäsung gehemmt werden kann.

Auch hinsichtlich der anderen Lunge ist der Grundcharakter der Tuberkulose wichtig. Reine Einseitigkeit wird bei schweren Fällen selten sein. Wir verlangen deshalb auch nur, daß die andere Lunge praktisch gesund (BRAUER) oder, wie wir heute zu sagen pflegen, tragfähig sei. Kleinere inaktive Herde hindern also nicht. Wir haben sogar je länger je mehr gelernt, daß auch etwas ausgedehntere

Prozesse produktiver Natur oft mit der allgemeinen Erholung und der Entgiftung des Organismus günstig beeinflußt werden. Dagegen sind selbst kleine, namentlich im Hilusgebiet liegende exsudative Herde außerordentlich vorsichtig zu beurteilen.

Schwere rezidivierende Lungenblutungen können auch bei mittelschweren Fällen eine besondere Indikation für den Pneumothorax abgeben. Hier wirkt er oft lebensrettend.

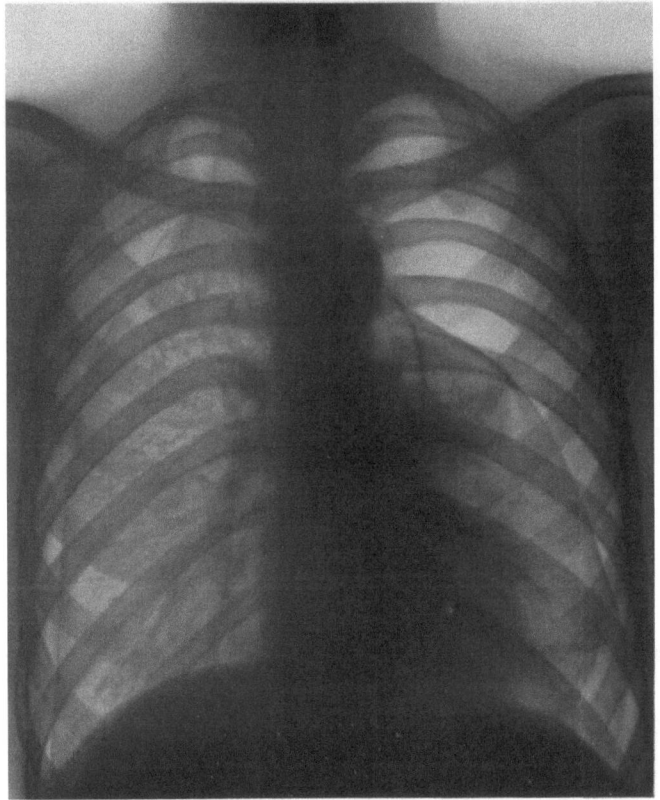

Abb. 23. Unkomplizierter doppelseitiger Pneumothorax.

Kontraindikationen bilden die ganz akut verlaufenden, mit raschem Zerfall einhergehenden Prozesse.

Was die Komplikationen von seiten anderer Organe anlangt, so ist die Kehlkopftuberkulose keine Gegenanzeige, sofern nicht allzutiefgehende geschwürige Veränderungen vorliegen. Auch die Tuberkulose *einer* Niere bildet bei sonst gutem Allgemeinzustande keine Gegenanzeige.

Absolute Kontraindikationen dagegen sind Darmtuberkulose, Spondylitis, doppelseitige Nierentuberkulose, Emphysem und Asthma, schwerer Diabetes, schwere Nephritiden und dekompensierte Herzfehler.

An dieser Anzeigenstellung hat sich meiner Auffassung nach grundsätzlich auch dadurch nichts geändert, daß wir in letzter Zeit gelernt haben, den *doppelseitigen Pneumothorax* anzulegen. Wir treiben ja auch mit dem gleichzeitigen doppelseitigen Pneumothorax gar keine Kollapstheorie im strengen Sinne; viel eher könnte man mit ZINN von einer Schonungsbehandlung der Lunge sprechen. Es wird vielfach nicht scharf genug unterschieden zwischen dem *nachträglichen* und dem *gleichzeitigen* doppelseitigen Pneumothorax. Unter dem *nachträglichen* doppelseitigen Pneumothorax — besser vielleicht als anders-

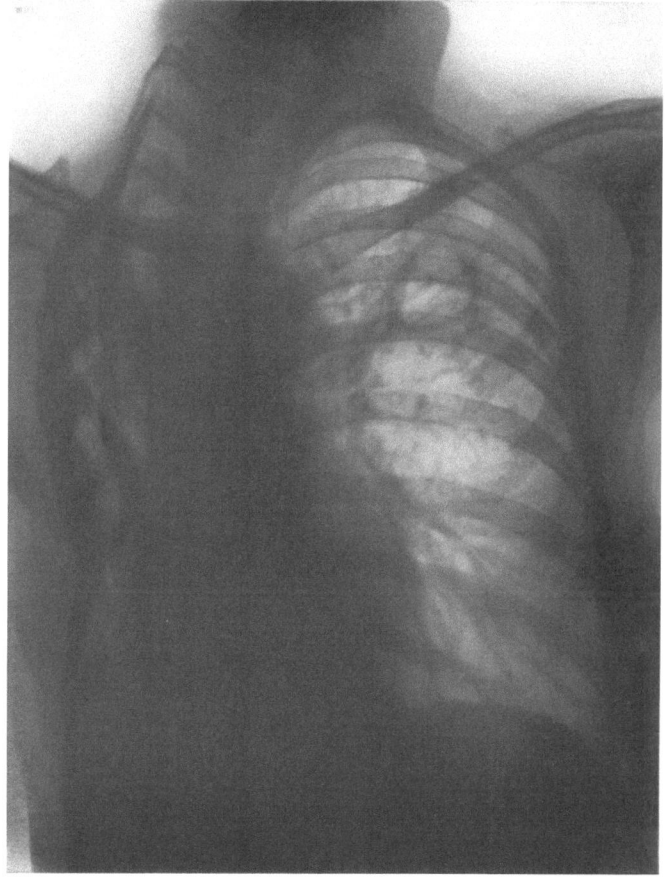

Abb. 24. Rechtsseitige SCHEDEsche Plastik. (Nach Pneumothoraxempyem infolge Strangdurchtrennung.) Frischer kavernöser Prozeß im linken Mittelfeld.

seitiger Pneumothorax zu bezeichnen — versteht man die Anlage eines Pneumothorax über der zweiten Lunge, nachdem die gleiche Behandlungsart auf der anderen Seite kürzere oder längere Zeit zum Abschluß gekommen ist. Die Indikation deckt sich also im wesentlichen mit der des einseitigen überhaupt; nur wird man die andere Lunge ganz besonders aufmerksam überwachen, wird in der Technik noch vorsichtiger sein und gegebenfalls noch kleinere Gasmengen anwenden. Grundlegend anders aber zu bewerten ist der *gleichzeitige doppelseitige Pneumothorax* (Abb. 23). Unsere früheren Anschauungen über die katastrophale Wirkung eines doppelseitigen Pneumothorax sind nicht haltbar, solange wir die

Dosierung der einzublasenden Gasmenge in der Hand haben und schrittweise vorgehen. Man ist fast immer überrascht, wie gering die subjektiven Beschwerden sind. Die Erklärung liegt darin, daß grundsätzlich die Vitalkapazität wesentlich weniger herabgesetzt wird als dem eingeblasenen Gasvolumen entspricht. Wenn der Kranke vor der Pneumothoraxanlage — um ein willkürlich gewähltes Beispiel zu nehmen — eine V.K. von 2800 hat, und wir lassen 400 ccm Gas einfließen, wird die V.K. nicht auf 2400 erniedrigt, sondern vielleicht nur auf

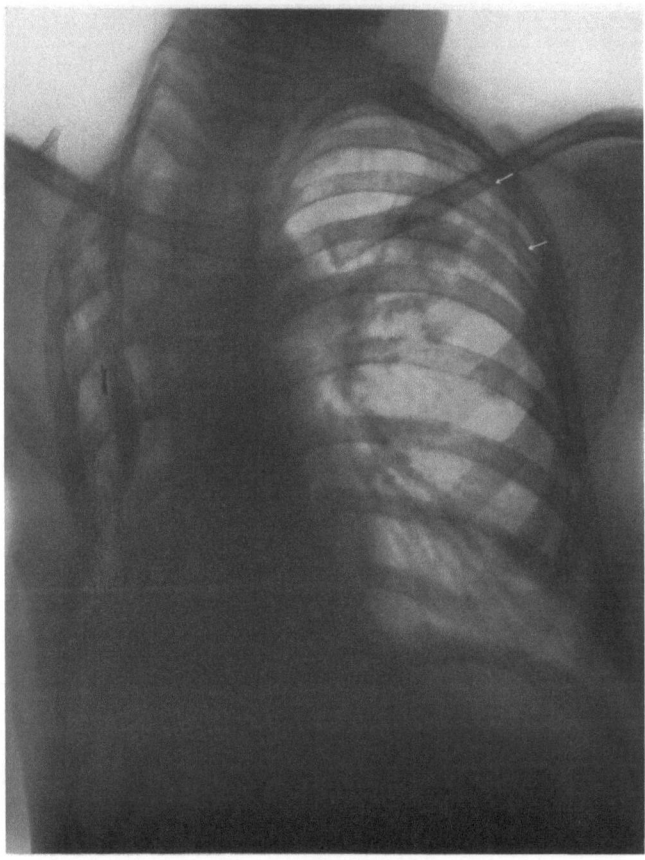

Abb. 25. Derselbe Fall: Anlage eines linksseitigen Pneumothorax. Kaverne deutlich dreieckig zusammengedrückt.

2600/2650. Wir haben nun gleichzeitig in der Messung der V.K. eine Möglichkeit, zu entscheiden, ob die Anlage des doppelseitigen Pneumothorax verantwortet werden kann. Die Auffassungen über die absolute Größe der noch notwendigen V.K. gehen allerdings auseinander. LIEBERMEISTER glaubt, daß ein Pneumothorax der anderen Seite noch gewagt werden könne, wenn nach Anlage des ersten Pneumothorax die V.K. 2500 nicht unterschreite. Wir sind mit gutem Erfolge gelegentlich unter diese Zahl — bis auf 1000/1200 — heruntergegangen, dann nämlich, wenn gute allgemeine Widerstandsfähigkeit, vor allem gute Herzkraft vorlagen. Ausschlaggebend für uns ist also das Verhältnis V.K.

Herzkraft. Unter solchen Vorbedingungen haben wir sogar bei einer totalen Entknochung rechts nach Pneumothoraxempyem — mit einer V.K. von nur 800 — einen frischen fortschreitenden Prozeß der linken Lunge durch einen kleinen Pneumothorax zur Rückbildung gebracht (Abb. 24, 25 und 26).

Die Erfahrungen mit gleichzeitigem doppelseitigem Pneumothorax sind noch nicht groß genug, um Erfolgsstatistiken aufstellen zu können. Immerhin

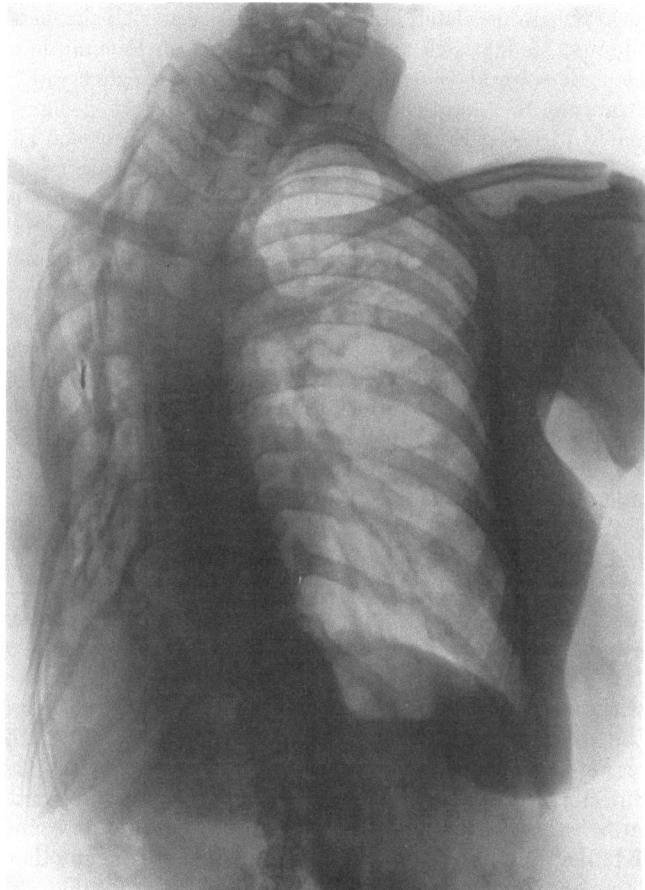

Abb. 26. Derselbe Fall: Gute Rückbildung bei Fortbestehen des kleinen linksseitigen Pneumothorax.

lassen sich die Gesichtspunkte, nach denen verfahren werden sollte, bereits ziemlich klar erkennen.

Auszuschließen sind schwere, ausgedehnte doppelseitige Tuberkulosen mit Neigung zu raschem Fortschreiten, hohem Fieber, schwerem toxischem Allgemeinzustande usw. Ein wirklich dauerhaftes Resultat wird kaum je erreicht werden; dagegen schaffen wir einen Zustand, der nach RANKE ein Überleben der Psyche über den Körper darstellt und für Patient und Arzt gleich qualvoll ist.

Umgekehrt sind die Tuberkuloseformen der frischen Infiltrate (Frühinfiltrat) mit rascher Kavernisierung der einen und Streuung auf die andere Seite ganz besonders geeignet. Hier sind auch die Vorbedingungen, genau wie bei dem einseitigen frischen Infiltrat besonders günstig: Fehlen von Verwachsungen, Kollapsfähigkeit der Lunge, insbesondere der Kaverne, ungeschädigtes Herz usw. Dementsprechend kann auch die Dauer der Pneumothoraxbehandlung auf 10—12 Monate beschränkt werden (Abb. 27, 28, 29 und 30).

Zwischen diesen beiden Extremen gibt es nun ausgedehnte, doppelseitige Tuberkulosen mehr produktiven Charakters. Ist hier hinreichende allgemeine Widerstandskraft gewährleistet, hat die Tuberkulose an sich eine gewisse Tendenz zur Rückbildung, so läßt sich mit dem doppelseitigen Pneumothorax zweifellos Gutes erzielen, Besseres als ohne diese Methode früher möglich war. Entscheiden muß die Erfahrung, der klinische Blick des Arztes, der die geeigneten Kranken ausfindig macht. Unseres Erachtens kommen für diese schwereren Fälle besonders jugendliche Patienten in Betracht, die am ehesten noch die nötigen Reserven mitbringen (Pubertätsphthisen). Die ambulante Durchführung des gleichzeitigen doppelseitigen Pneumothorax ist dringend zu widerraten. Sorgfältige, individualisierende Technik ist Vorbedingung. Wir beginnen im allgemeinen mit der Seite, deren Tuberkulose progredienteren Charakter aufweist. Die Ausdehnung des Prozesses steht also in zweiter Linie. Drucksteigerung über Null ist zu vermeiden. Ist auf der ersten Seite ein gewisser Beharrungszustand erreicht, werden die einzelnen Nachfüllungen ohne Reaktion vertragen, so wird in gleich vorsichtiger Weise mit der Pneumothoraxbehandlung der anderen Seite begonnen. Uns scheint es am schonendsten, bald rechts, bald links an verschiedenen Tagen nachzufüllen. Der Gedanke, durch gleichzeitige Nachfüllungen in einer Sitzung gewissermaßen das Mediastinum von beiden Seiten zu stützen, hat bei unserem vorsichtigen Vorgehen mit kleinsten Gasmengen nur ausnahmsweise Berechtigung (Abb. 31 und 32). Wir pflegen das Intervall so zu regeln, daß die andere Seite frühestens 4 bis 5 Tage nach der ersten nachgefüllt wird.

Ich habe mehrfach darauf hingewiesen, daß ein Pneumothorax durch die pathologisch-anatomischen Besonderheiten der Lunge, insbesondere die Starrwandigkeit von Kavernen, vor allem aber infolge des Vorliegens von Verwachsungen unwirksam bleibt. Es ergibt sich damit die Frage: Kann ein Pneumothorax durch *andere operative Maßnahmen ersetzt oder ergänzt werden?* Man hat die Ansicht vertreten, auch bei möglichem Pneumothorax eine Thorakoplastik anzuwenden. Man weist auf die lange Dauer der Behandlung mit ihren wirtschaftlichen Schwierigkeiten hin, und man erinnert an die fortwährende Bedrohung des Kranken durch die ernsten Zufälle, die beim Pneumothorax jederzeit auftreten können. Demgegenüber ist streng an dem Grundsatze SAUERBRUCHs festzuhalten, die Plastik nur bei bestehenden Verwachsungen auszuführen. Zunächst ist eine Thorakoplastik bei zarter Pleura und nachgiebigem Mittelfell ein gewaltiger Eingriff, dem viele Kranke erliegen. Auch sind die anatomisch-mechanischen Verhältnisse für die Auswirkung der Plastik ungünstig. Nur Tuberkulosen, bei denen breite Verwachsungen im Oberlappen einzig die Retraktion der unteren Abschnitte zulassen oder umgekehrt, sind trotz des teilweisen freien Pleuraspaltes Erkrankungen mit totaler Verlötung des Brustfelles gleichzusetzen. Diese Auffassung der Einengungstherapie zwingt also zu der Forderung, vor jeder Plastik den Pneumothorax zu versuchen, es sei denn ausnahmsweise möglich, bereits vorher klinisch breite Verwachsungen festzustellen. Über die Kombination Pneumothorax + Plastik nachher.

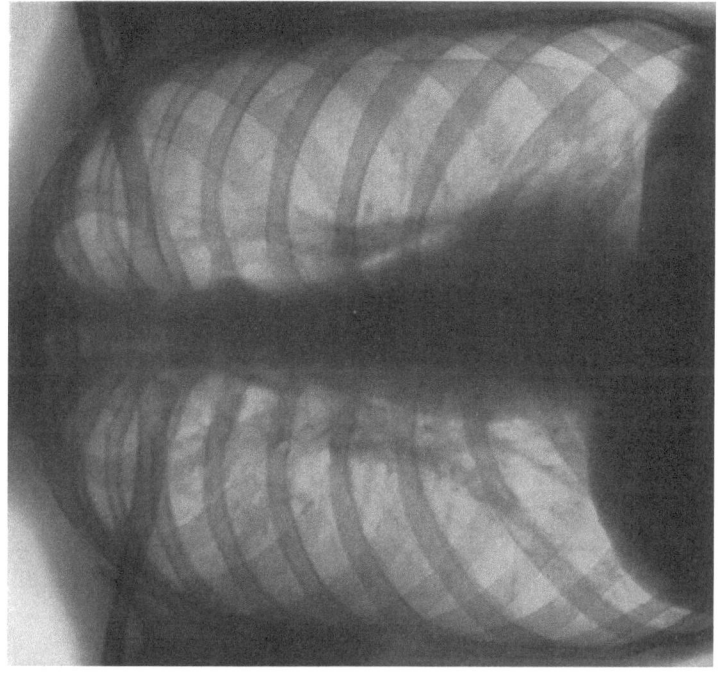

Abb. 28. Derselbe Fall: Linksseitiger Pneumothorax. Fortschreitender Prozeß rechts.

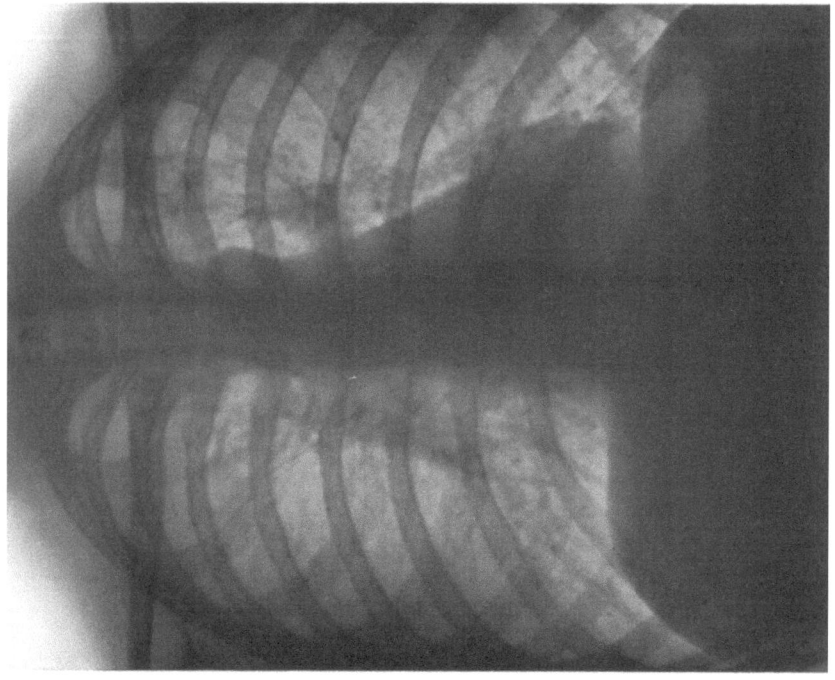

Abb. 27. Linksseitige Tuberkulose mit infraclaviculärer Einschmelzung.

30 Gleichzeitiger doppelseitiger Pneumothorax.

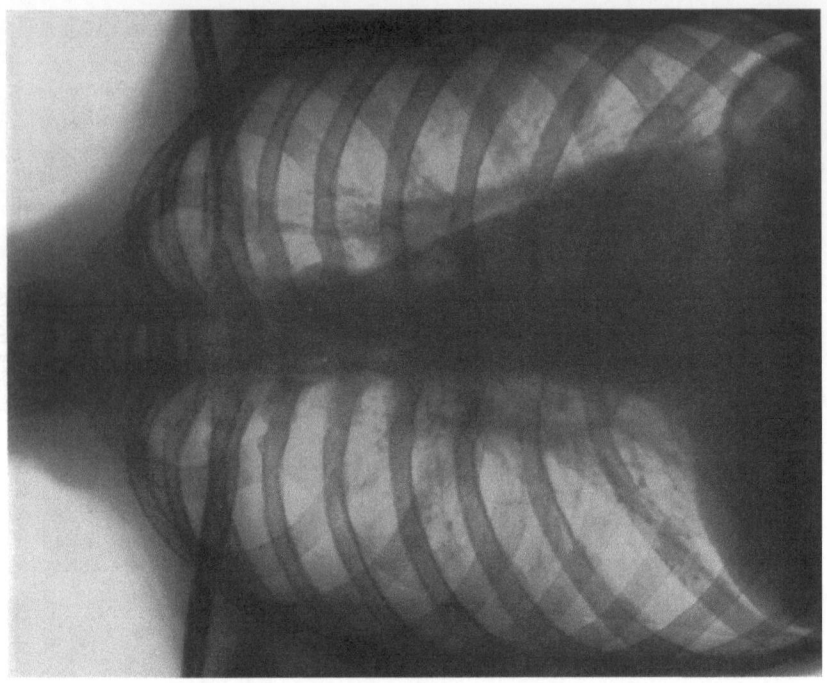

Abb. 30. Derselbe Fall: Linksseitige Pneumothoraxbehandlung abgeschlossen. Rechts Fortführung.

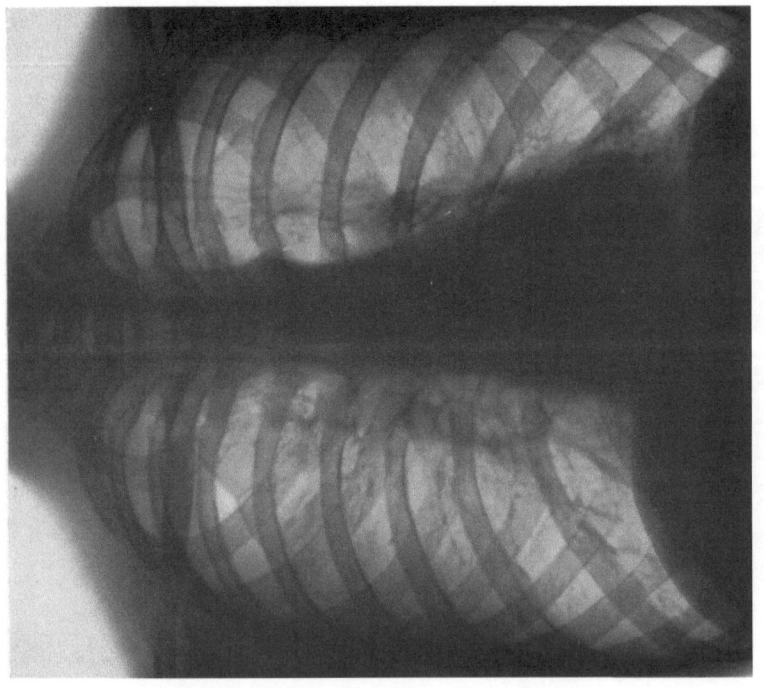

Abb. 29. Derselbe Fall: Doppelseitiger Pneumothorax.

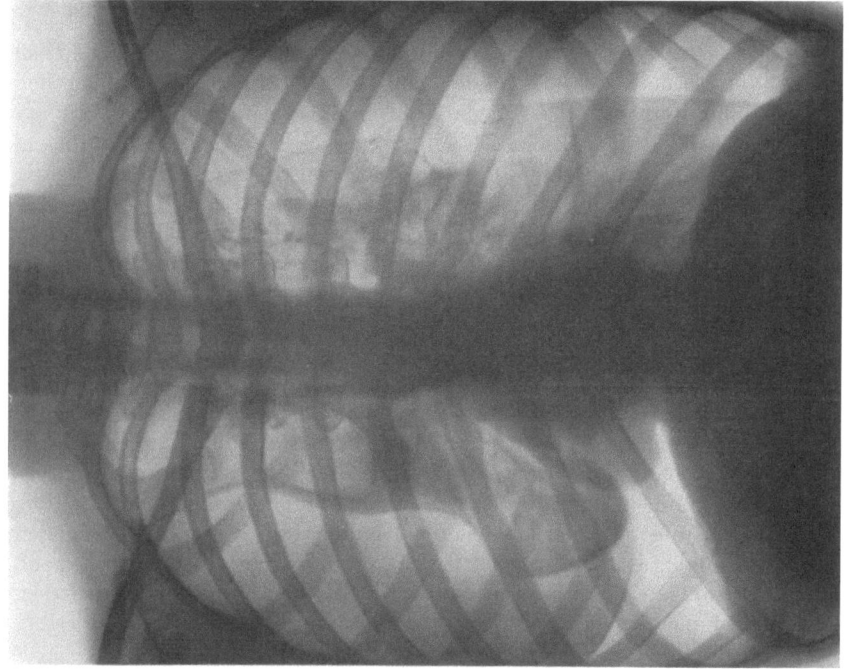

Abb. 32. Derselbe Fall: Doppelseitiger Pneumothorax. Stützung des Mediastinums unter Rückverlagerung.

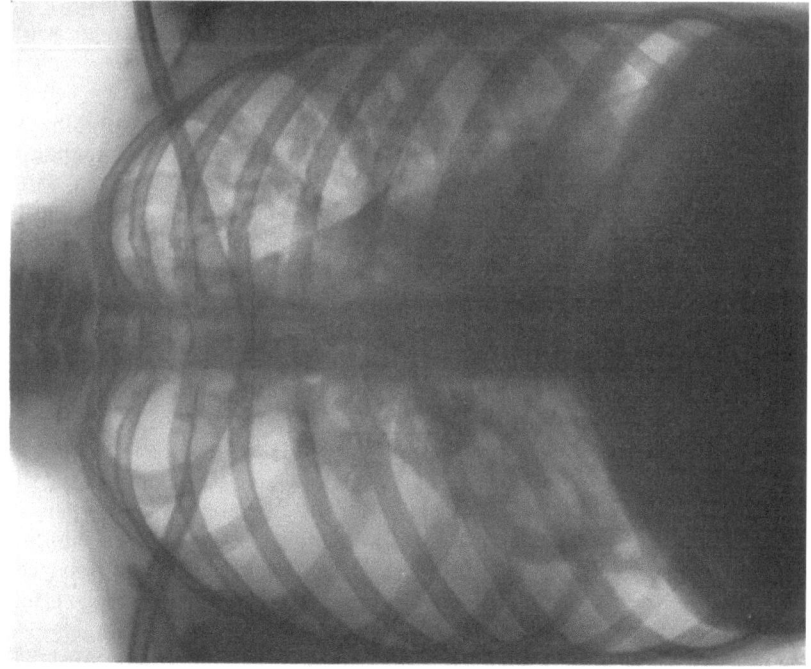

Abb. 31. Mediastinalverdrängung durch rechtsseitigen Pneumothorax.

Es wäre zu verwundern, wenn man nicht auch die Phrenicusausschaltung, die ja zweifellos eine Zeitlang beinahe Modeoperation geworden war und vielleicht noch ist, als Ersatz des Pneumothorax herangezogen hätte. In der Tat haben GÖTZE, der die radikale Phrenikotomie angab, und in jüngerer Zeit namentlich WIRTH den Standpunkt vertreten, daß die Indikationen für Pneumothorax und Phrenicusausschaltung gleichzusetzen wären. Ich muß mich hier in diesem Zusammenhang auf einige grundsätzliche Bemerkungen beschränken. Richtig ist — ich habe selbst immer wieder darauf hingewiesen — daß die Phrenicusausschaltung keineswegs sich nur im Unterlappen auswirkt, sondern vielmehr gerade da, wo das Schrumpfungsbestreben der Lunge am größten ist — bei Oberlappentuberkulosen also im Oberlappen. Ein wesentlicher Unterschied aber besteht darin, daß der Pneumothorax das natürliche, hiluswärts gerichtete Retraktionsbestreben der Lunge unterstützt, während die Phrenicusexairese sich immer mehr oder minder in einer Einengung von unten nach oben auswirkt. Die Lungenverkleinerung durch die Zwerchfellähmung wird stets nur einem Teilpneumothorax entsprechen können. Auch darf bezweifelt werden, ob die dauernde Zwerchfellähmung für später wirklich unter allen Umständen gleichgültig ist. Aber wenn ein Ersatz des Pneumothorax durch Phrenicusausschaltung nicht in Frage kommt — vielleicht ist die Kombination beider bei geeigneten Kranken zweckmäßig? Die Frage ist durchaus zu bejahen. Namentlich wenn basale Verwachsungen einen ausreichenden Kollaps der Lunge hindern, haben wir des öfteren nachträglich mit Erfolg die Phrenicusexairese angeschlossen. Immerhin ist die Zahl wirklich geeigneter Patienten nicht groß.

Des weiteren kann, wenn beim Eingehen des Pneumothorax die Entfaltung der Lunge Schwierigkeiten macht, eine Phrenicusausschaltung durch Verkleinerung des Raumes vorteilhaft wirken. Ablehnen aber müssen wir die grundsätzliche Verbindung von Pneumothorax und Phrenicusausschaltung, wie sie ZADEK und SONNENFELD empfehlen, in der Weise, daß man *immer erst* das Zwerchfell lähmt und dann den Pneumothorax anlegt. Die Autoren sehen in der Phrenicusausschaltung eine Sicherung der Pneumothoraxbehandlung und glauben, dadurch seltenere Exsudatbildung, Vermeidung der Verdrängung des Mediastinums zu erreichen. Operative und experimentelle Erfahrungen SAUERBRUCHs haben freilich gezeigt, daß nach größeren intrathorakalen Eingriffen die Exsudation geringer ist, wenn das Zwerchfell gelähmt wurde. Diese Ergebnisse sind aber auf die Verhältnisse bei der Tuberkulose und die Pneumothoraxbehandlung im besonderen nicht zu übertragen. Unsere eigenen Beobachtungen sprechen denn auch mit Sicherheit dagegen, daß vorgängige Zwerchfellähmung die Exsudatbildung hemmt. Die Verdrängung des Mediastinums wird im Gegenteil erleichtert, wenn das Zwerchfell seines Tonus beraubt ist und damit das Herz von unten her eines Haltes entbehren muß. Die Abb. 33, 34, 35, 36 und 37 zeigen die Richtigkeit dieser Auffassung. Sie beweisen gleichzeitig, daß die Wirkung auch der vollkommensten Phrenicusausschaltung illusorisch wird, wenn nicht feste basale Verwachsungen zwischen Lunge und Zwerchfell vorliegen. Fehlen diese, so ist das gelähmte Zwerchfell der schwächste Punkt der betreffenden Brustfellhälfte. Es wird deshalb zunächst nach unten gedrückt, bevor überhaupt eine nennenswerte Einwirkung des Gases auf die Lunge erfolgt. Dazu kommt, daß das schlaffe Zwerchfell im Liegen durch die Bauchorgane unverhältnismäßig stark und ungleichmäßig in die Höhe gedrückt wird. Die

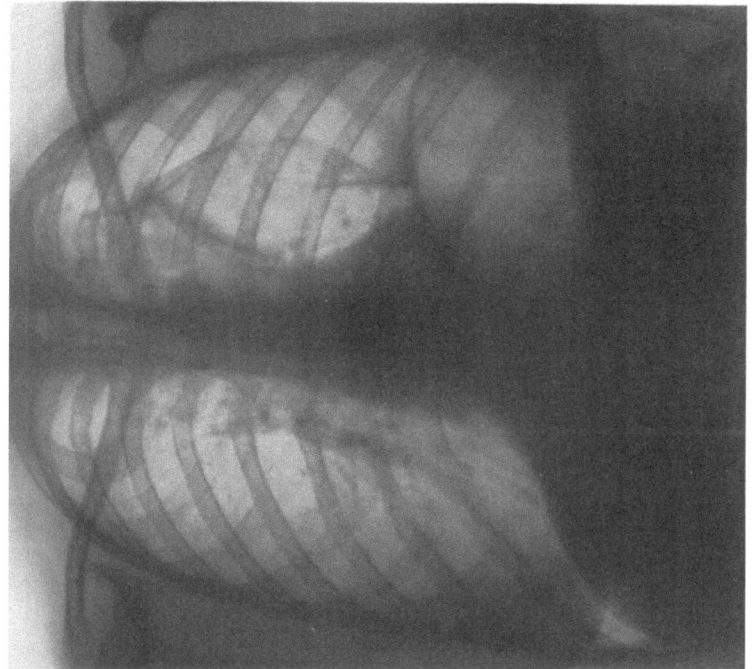

Abb. 34. Derselbe Fall: Pneumothorax. Zwerchfellhochstand infolge basaler Verwachsungen erhalten.

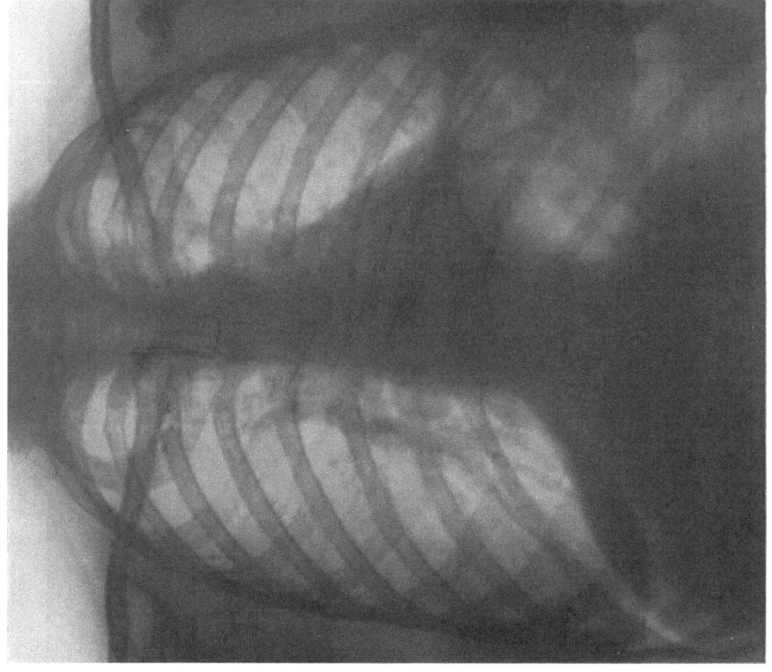

Abb. 33. Linksseitige Tuberkulose. Oberlappenkaverne. Erfolglose Phrenicusexairese.

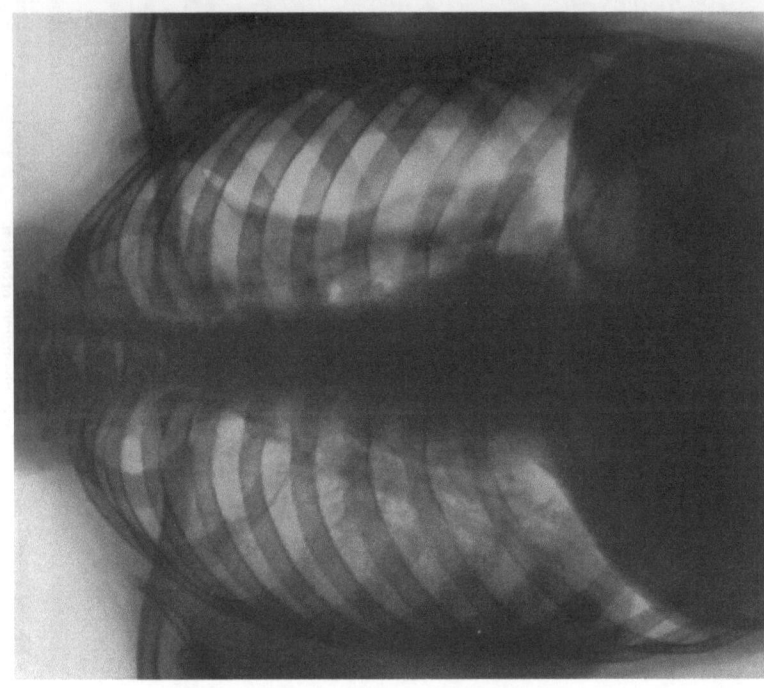

Abb. 36. Derselbe Fall: Linksseitiger Pneumothorax. Zwerchfell wieder völlig nach unten gedrückt. Oberlappenkaverne durch Adhärenz ausgespannt gehalten. — Aufnahme im Stehen.

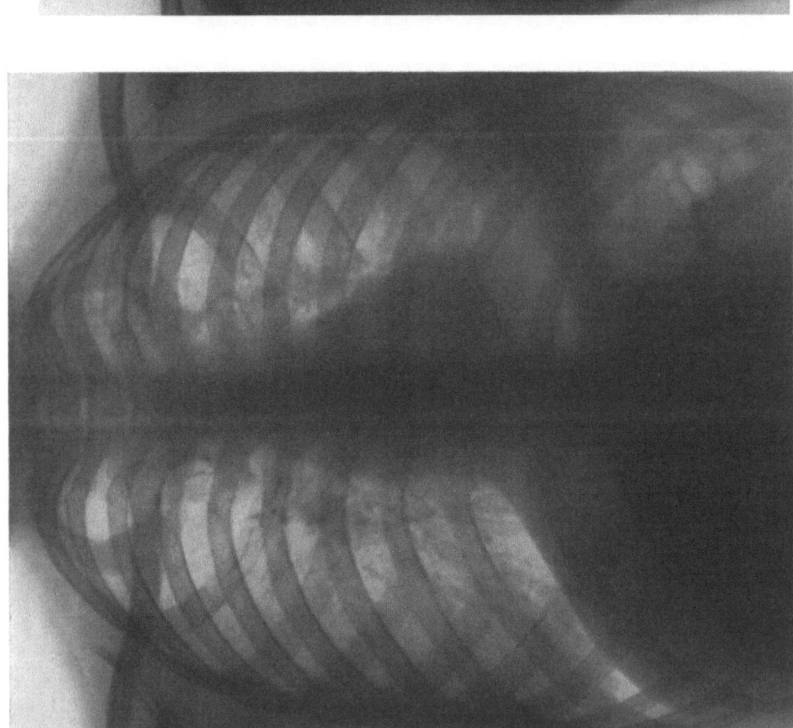

Abb. 35. Linksseitige Tuberkulose mit Oberlappenkaverne. Phrenicusexairese.

Konfiguration des Pneumothorax ist deshalb im Stehen und Liegen eine völlig andere. Sind nun noch im Obergeschoß Verwachsungen vorhanden, so werden diese im Stehen stärker angespannt, im Liegen zusammengeschoben. Dieses dauernde Zerren gibt die Erklärung, warum Exsudate nach der Phrenicusausschaltung nicht nur nicht seltener, sondern tatsächlich häufiger auftreten. Prüft man die V.K. bei gelähmtem Zwerchfell im Sitzen und im Liegen, so finden sich nach unseren Feststellungen Unterschiede dauernd über 25%, während wir bei normalem Zwerchfell nur Werte bis zu 10% gefunden haben.

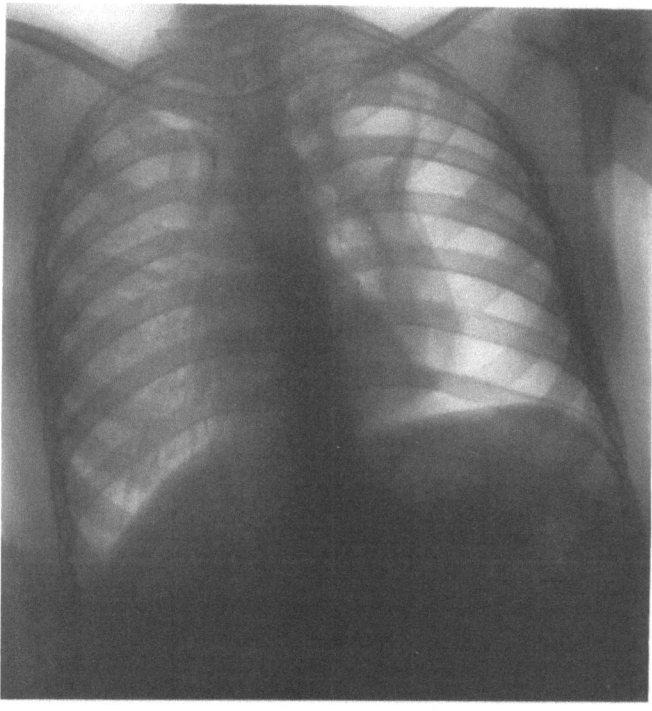

Abb. 37. Derselbe Fall: Aufnahme unmittelbar nachher im Liegen. Zwerchfell ungleichmäßig in die Höhe gezogen. Vollständig andere Lungenkonfiguration. Spitzenadhärenz zusammengeschoben. Kaverne noch mehr entfaltet. Mediastinum nach rechts verschoben.

Gerade *ein* wirksames Prinzip des Pneumothorax — die Ruhigstellung — wird also größtenteils aufgehoben.

Zusammenfassend dürfen wir also sagen, daß die Phrenicusausschaltung als nachträglicher Eingriff im Laufe der Pneumothoraxbehandlung unter Umständen sehr wertvoll werden kann, daß aber die grundsätzlich vorgängige Zwerchfellähmung abgelehnt werden muß.

Eine Ausnahme bilden schwere doppelseitige Lungenveränderungen. Bei ihnen stellt gelegentlich die Lähmung des Zwerchfelles gegenüber dem Pneumothorax die kleinere Belastung dar. Hier würden also auch wir ohne Pneumothoraxversuch den Phrenicus zunächst ausschalten. Da wir uns aber bewußt bleiben müssen, daß später, wenn die andere Seite tragfähig geworden ist, doch noch ein Pneumothorax in Frage kommen kann, so werden wir eine etwaige späte Regenerierung des Nerven nur nützlich finden und deshalb nicht die Exairese, sondern die einfache lineare Durchtrennung des Nerven ausführen.

Hinsichtlich der *Strangdurchbrennung* scheint mir nach unseren eigenen Erfahrungen immer noch eine zurückhaltende Stellung gerechtfertigt. Wir haben zu häufig schwer infizierte Empyeme gesehen, die nach Strangdurchbrennung an anderen Orten auftraten und ausgedehnte thorakoplastische Operationen nötig machten. Hat doch auch JAKOBAEUS, der zweifellos die größten Erfahrungen hat und auch die Indikation am engsten stellt, unter seinen 120 Fällen 12 Kranke

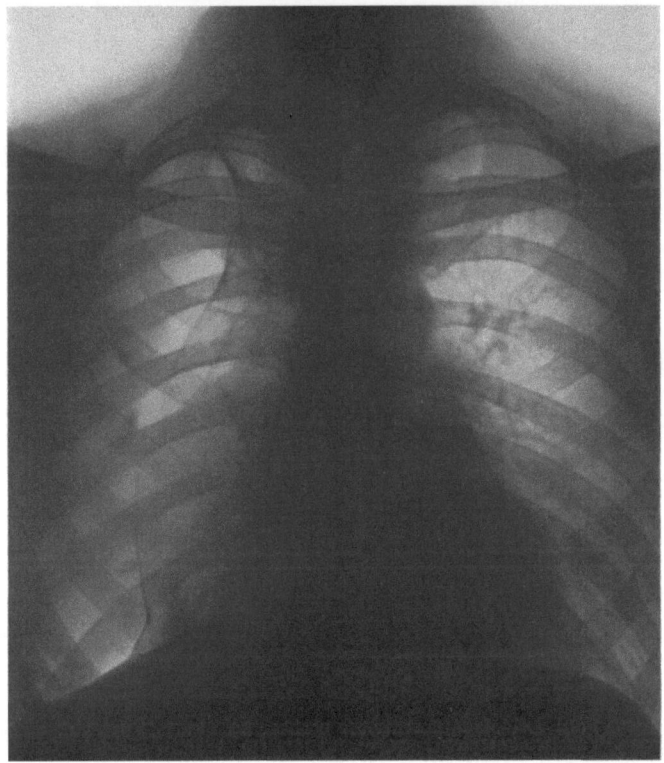

Abb. 38. Rechtsseitiger Pneumothorax. Oberlappenkaverne durch Adhärenz ausgespannt — Strangdurchtrennung nicht möglich, da Lungengewebe enthaltend.

mit Empyem, von denen acht im Laufe von 1—2 Jahren nach der Operation gestorben sind oder sich doch zur Zeit der Statistik in einem solchen Zustande befanden, daß eine Genesung nicht zu erwarten war. Es kommt hinzu, daß bei mindestens $50^0/_0$ unserer Patienten, die für eine Durchbrennung in Frage kamen, und die wir absichtlich den verschiedensten Spezialisten auf diesem Gebiete zur Behandlung zuschickten, der Eingriff nicht möglich war, weil die Stränge zu breit flächenhaft ansetzten und meist Lungengewebe enthielten (Abb. 38). Sind mehrere Stränge vorhanden, von denen nur einer durchbrannt werden kann, so ist unter Umständen ausgesprochen ungünstige Wirkung möglich (Abb. 39 und 40). Allerdings darf man nicht schon nach zwei oder drei Monaten zur Thorakoskopie und Thermokauter greifen. Nach zwei Monaten lassen sich noch viele

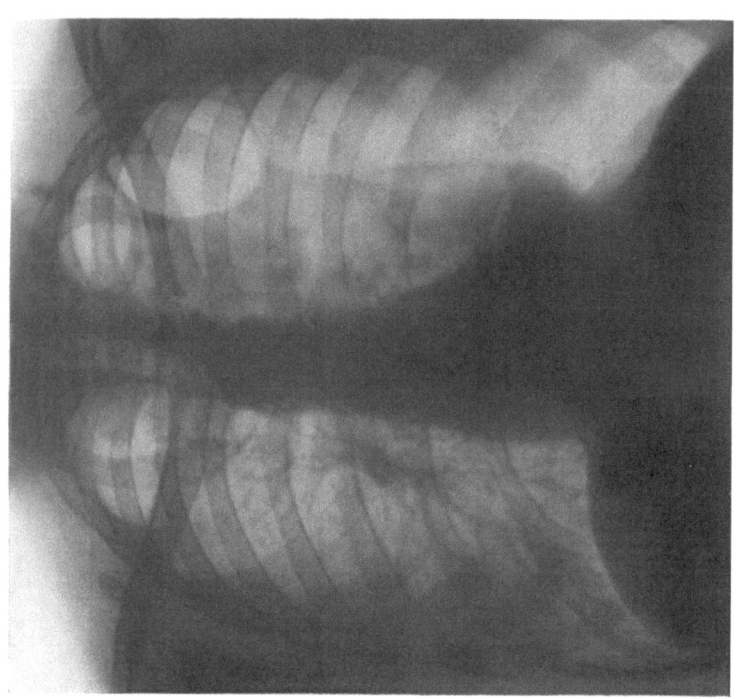

Abb. 40. Derselbe Fall: Strang im Mittelfeld durchbrannt. Durchtrennung der Spitzenadhärenz wegen breit flächenhafter Anheftung nicht möglich. Durch die veränderten mechanischen Verhältnisse wird jetzt durch den Spitzenstrang die Kaverne weit auseinandergesperrt, Zustand verschlechtert.

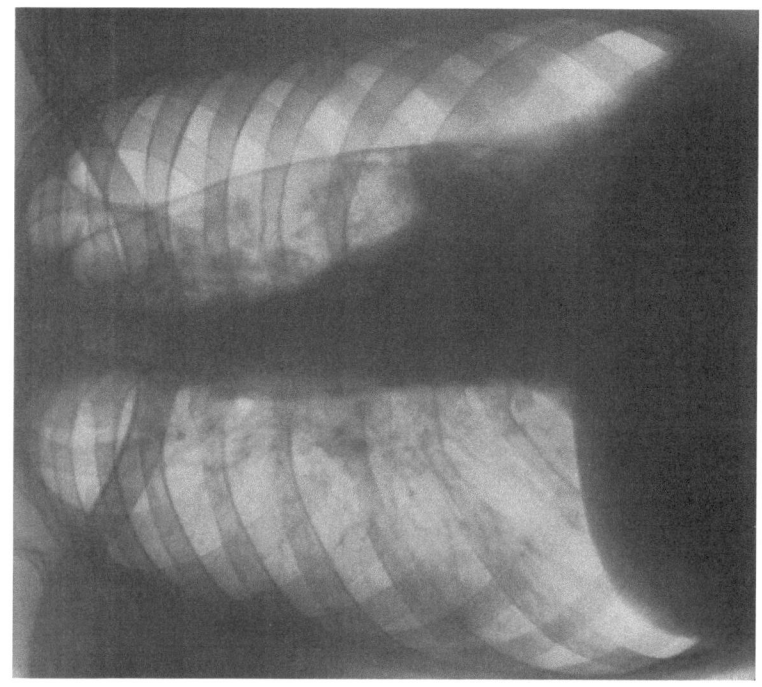

Abb. 39. Linksseitiger Pneumothorax. Strangförmige Adhärenz über der Spitze und im Mittelfeld. Kaverne gerade hinter Clavicula durchschimmernd. Über der Spitze Luftblase.

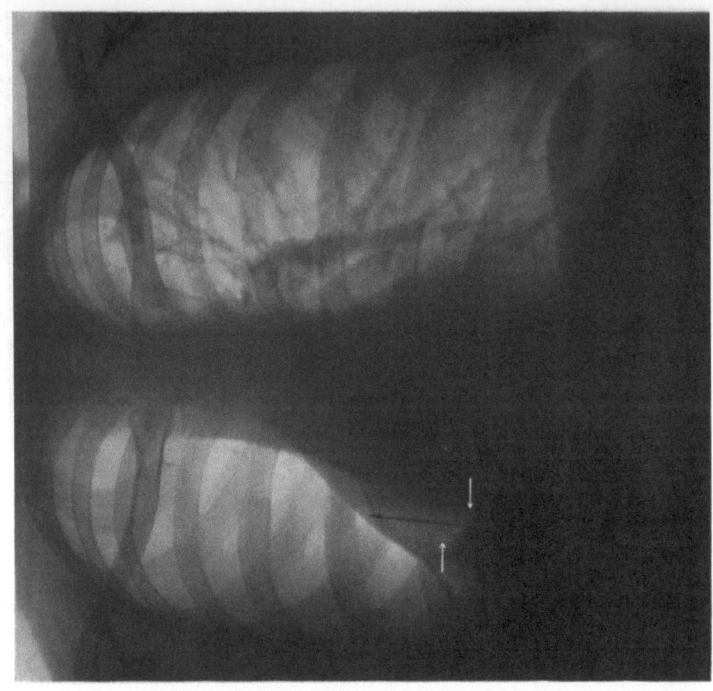

Abb. 42. Beispiel für eine besondere Indikation der Thorakoskopie: Im Pneumothorax abgebrochene Nadel. Trotz breiter Eröffnung der Pleurahöhle von chirurgischer Seite Entfernung nicht gelungen. Später Extraktion durch einen Tubus nach Lokalisation der Nadel mittels Thorakoskopie (in Agra durch Dr. MAURER).

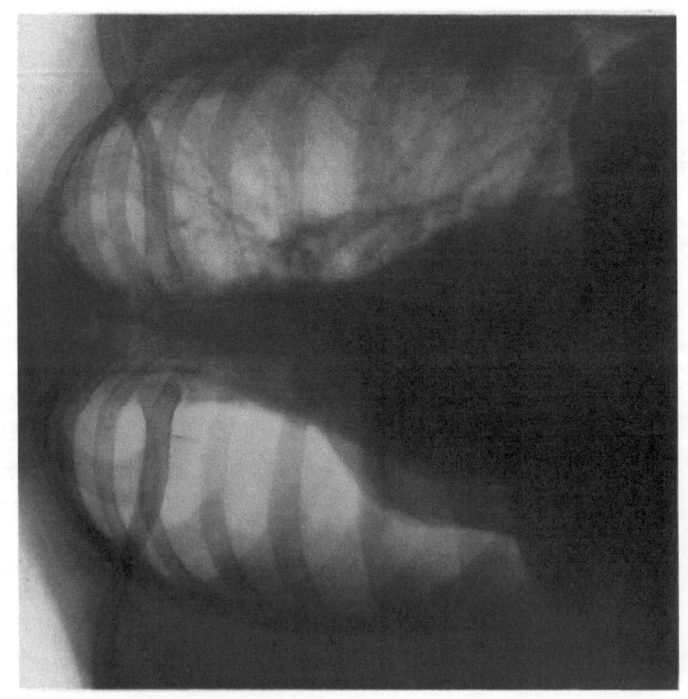

Abb. 41. Rechtsseitiger kompletter Pneumothorax nach vorangegangener Strangdurchtrennung.

Verwachsungen von selbst dehnen. Ich möchte nicht mißverstanden werden; wir haben selbstverständlich auch gute Erfolge (Abb. 41 und 42). Wir stehen aber auf dem Standpunkte, daß man im Einzelfalle ernstlich erwägen muß, ob nicht von vornherein andere operative Maßnahmen sichereren Erfolg versprechen.

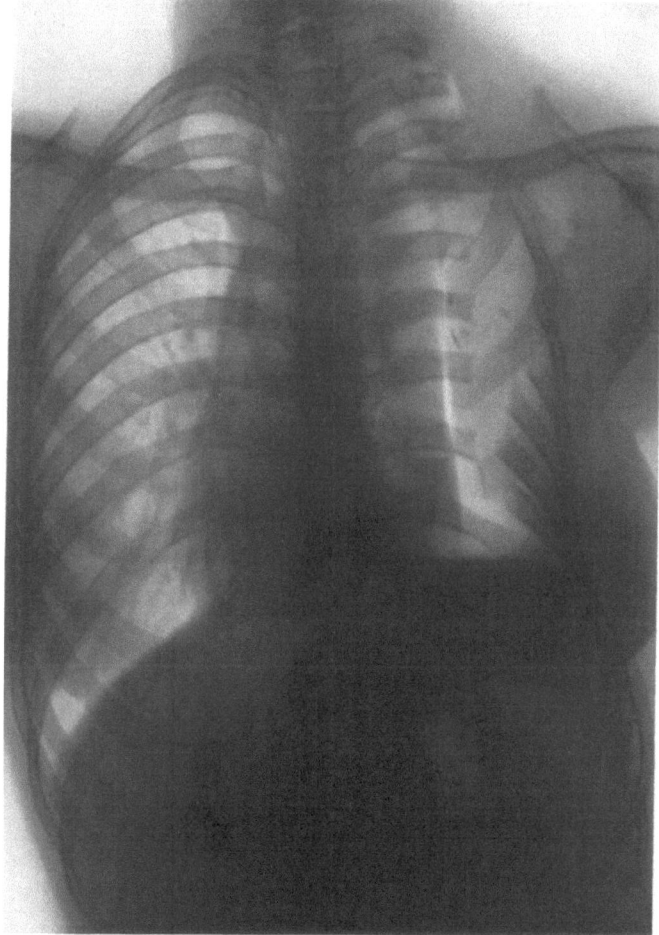

Abb. 43. Derselbe Fall wie Abb. 35: Oberlappenplastik 1—8. Rippenstümpfe durch Pneumothorax und kleines Exsudat auseinander gedrängt.

Meist handelt es sich ja um Strangbildung im Bereich des erkrankten Oberlappens. Da der Pneumothorax eine Aspiration in den Unterlappen hindert, genügt eine obere Teilplastik. Gewöhnlich setzt daraufhin eine so energische Bindegewebsbildung ein, daß es ausreicht, den Pneumothorax nur noch kurze Zeit zu unterhalten (Abb. 43 und 44).

Ich möchte also nochmals zusammenfassend unterstreichen, daß jede der Methoden: Pneumothorax, Phrenicusausschaltung und Plastik ihre eigene

Indikation und Kontraindikation hat, und nicht beliebig eine durch die andere ersetzt werden kann. Auf der anderen Seite wird eine Kombination des einen Verfahrens mit dem anderen unter Umständen nicht nur möglich, sondern zweckmäßig und nötig sein. Vorbedingung bleibt sorgfältigste Prüfung der besonderen Bedingungen bei dem betreffenden Kranken.

Eine besondere Modifikation des Pneumothorax stellt der *Oleothorax* dar. Statt mit Luft wird die betreffende Thoraxseite mit Öl gefüllt. Verwendet

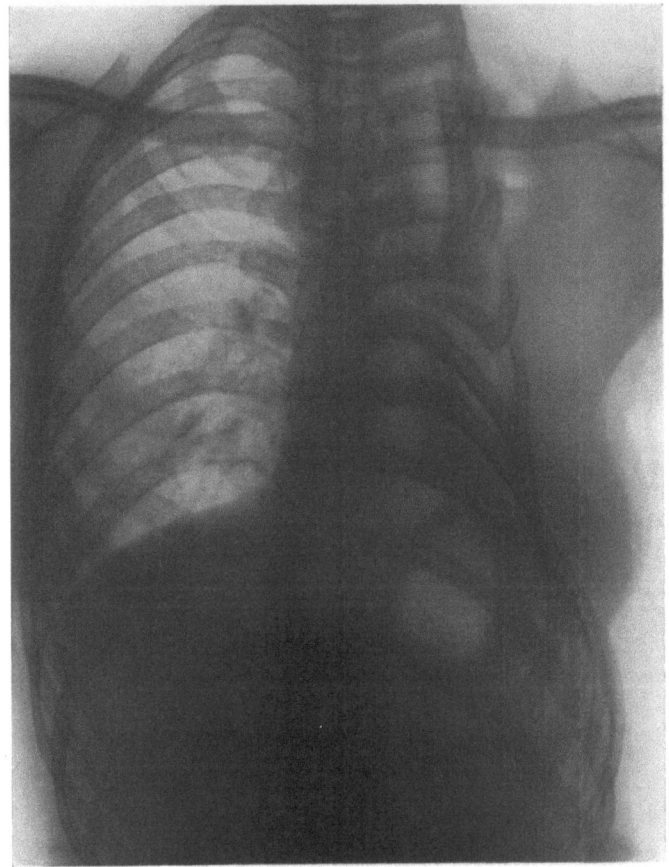

Abb. 44. Derselbe Fall: Pneumothorax nicht weiter unterhalten. Fortschreitende Schrumpfung. Callusbildung.

wird nach dem Vorschlag französischer Autoren steriles Paraffinum liquidum mit Zusatz von $1/2\%$ Gomenol. Um das Öl bei der Durchleuchtung besser sichtbar zu machen, wird 5% Jodipin zugesetzt. Das Öl wird unter einem gewissen Druck, am besten mit einer Spritze, vorsichtig durch eine mittelstarke Kanüle eingepreßt. Ist — wie es meistens der Fall sein wird — Pneumothoraxbehandlung vorausgegangen, so wird das Gas bzw. ein etwa vorhandenes Exsudat, entsprechend der Zuführung von Öl etappenweise durch eine zweite Kanüle abgesaugt. Hatte sich im Brustfellraum bereits ein Exsudat gebildet, so wird die Eingießung von nicht zu großen Mengen Öls (bis 300 ccm) meist reaktionslos vertragen. Ein weniger verändertes Brustfell jedoch antwortet gewöhnlich mit lebhafter Entzündung, die sich durch Schmerzen und Exsudatausschwitzung äußert. Französische Autoren haben deshalb vorgeschlagen, die Verträglichkeit der Pleura jeweils durch kleine Ölmengen zu prüfen. DIEHL, der sich in der ULRICI-schen Anstalt mit diesen Fragen besonders beschäftigt hat, rät, sofort mehrere 100 ccm einzuführen. Er hat beobachtet, daß die Reaktion auf derartige größere Mengen überraschenderweise viel geringer ist.

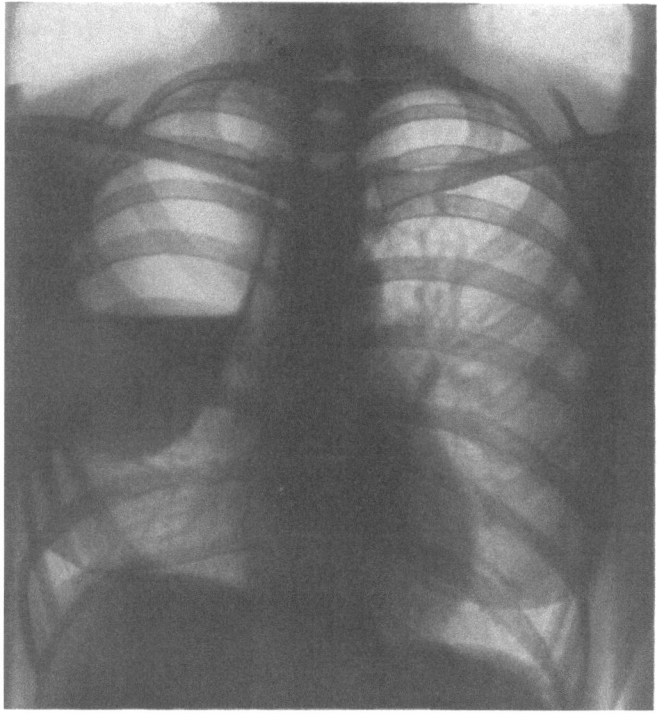

Abb. 45. Rechtsseitiger Pneumothorax. Auf dem entfalteten Unterlappen reitendes Exsudat.

Nachfüllungen sind meist unnötig, nennenswerte Resorption tritt im allgemeinen nicht ein. Wegleitend für diese Therapie sind folgende Überlegungen:

Durch Öl ist eher als durch Gas infolge des Öldruckes eine Kompression starrer Kavernen zu erreichen. Auch eine innere Fistel scheint aus dem gleichen Grunde leichter zum Schluß zu bringen zu sein. Schließlich kann auch einer Verschwartung der Pleurahöhle, wie wir sie unter einem Exsudat im Pneumothorax gar nicht selten erleben, entgegen gearbeitet werden (Abb. 45). Diese letzte Indikation möchten wir nur bedingt gelten lassen. Im allgemeinen sehen wir gerade in der Verschwartung einen Heilungsvorgang. Nur wenn bei der von unten nach oben fortschreitenden Entfaltung Gefahr droht, daß eine kollabierte Kaverne des Oberlappens wieder auseinander gesperrt wird, scheint Öleinfüllung über diesem Bereich angezeigt. Hier wirkt der Oleothorax etwa wie eine extrapleurale

Plombierung. Kompression starrwandiger Kavernen und Ersatz mischinfizierten Empyems nach innerem Durchbruch kann gelegentlich versucht werden. Eine Schwierigkeit bleibt die Entfernung des Öles aus dem Brustfellraum ohne breite Eröffnung der Pleura, wenn der Oleothorax versagt.

Außerdem sind von verschiedenen Seiten, namentlich auch in der französischen Literatur, nachträglich Perforationen des Öles in die Lunge beschrieben, wodurch die Gefahr einer schweren Infektion der Pleurahöhle gegeben ist. Man wird also die Behandlung mit Oleothorax für einige wenige, besonders gelagerte Krankheitsfälle vorbehalten müssen.

VERLAG VON JULIUS SPRINGER / BERLIN UND WIEN

Die Chirurgie der Brustorgane. Von **Ferdinand Sauerbruch.**
Erster Band: **Die Erkrankungen der Lungen.** Unter Mitarbeit von H. Alexander, H. Chaoul, W. Felix. Dritte Auflage.
Erster Teil: **Anatomie. Allgemeine pathologische Physiologie. Allgemeine Diagnostik. Allgemeine Technik. Erkrankungen der Brustwand. Verletzungen von Brustfell und Lungen. Eitrige und brandige Entzündungen der Lungen. Bronchektasen. Operation der Embolie der Lungenarterien.** Mit 916, darunter zahlreichen farbigen Abbildungen. XXXVII, 916 Seiten. 1928. Gebunden RM 188.—
Zweiter Teil: **Chirurgische Behandlung der Lungentuberkulose. Geschwülste der Lungen. Echinokokkus der Lungen. Aktinomykose und andere Pilzerkrankungen der Lungen. Chirurgische Behandlung des Asthma bronchiale. Syphilis der Lungen.** Mit 189 zum Teil farbigen Abbildungen. VIII, 457 Seiten. 1930. Gebunden RM 98.—
Der Band ist nur geschlossen käuflich.
Zweiter Band: **Die Chirurgie des Herzens und seines Beutels, der großen Gefäße, des Mittelfellraumes, des Brustlymphganges, des Thymus, des Brustteiles der Speiseröhre, des Zwerchfelles, des Brustfelles.** Zweite Auflage. Mit einem anatomischen Abschnitte von Walther Felix. Mit 720, darunter zahlreichen farbigen Abbildungen und 2 farbigen Tafeln. XXXI, 1075 Seiten. 1925. Gebunden RM 258.—

Der künstliche Pneumothorax. Von **Ludwig von Muralt †.** Zweite Auflage, ergänzt durch kritische Erörterung und weitere Erfahrungen von Dr. Karl Ernst Ranke, Professor für Innere Medizin an der Universität München. Mit 53 Textabbildungen. VI, 150 Seiten. 1922. RM 8.40

Die Kollapstherapie der Lungentuberkulose. Mit besonderer Berücksichtigung des künstlichen Pneumothorax. Von Primarius Dr. **Hanns Maendl,** Chefarzt der Heilanstalt Grimmenstein. Mit 116 Textabbildungen. IX, 206 Seiten. 1927. RM 18.—, gebunden RM 20.40

Die chirurgische Behandlung der Lungentuberkulose. Erfahrungen und kritische Betrachtungen. Von Dr. **A. Brunner,** Privatdozent, Oberarzt an der Chirurgischen Universitätsklinik München, und Dr. **G. Baer,** Sanitätsrat, Oberarzt der Fürsorgestelle für Lungenkranke, München. (Sonderabdruck aus „Ergebnisse der inneren Medizin und Kinderheilkunde", Band 28.) Mit 13 Abbildungen. IV, 68 Seiten. 1926. RM 3.60

Die Klinik der Tuberkulose Erwachsener. Von Professor Dr. **Wilhelm Neumann,** Privatdozent an der Universität Wien, Vorstand der III. Medizinischen Abteilung des Wilhelminenspitales. Zweite, erweiterte und verbesserte Auflage. Mit einem Anhang: **Die Röntgendiagnose der Lungentuberkulose.** Von Dr. Felix Fleischner, Wien. Mit 221 Abbildungen. XII, 484 Seiten. 1930. RM 36.—, gebunden RM 39.60

Über die Entwicklung der Lungentuberkulose. Von **Ernst von Romberg.** Zweite Auflage. Mit 12 Abbildungen. 28 Seiten. 1928. RM 1.80

Diagnostik und Therapie der Lungen- und Kehlkopftuberkulose. Ein praktischer Kursus von Dr. **H. Ulrici,** Ärztlichem Direktor des Städtischen Tuberkulosekrankenhauses Waldhaus Charlottenburg, Sommerfeld (Osthavelland). Mit 99 zum Teil farbigen Abbildungen. VI, 263 Seiten. 1924. RM 18.—

Die Heliotherapie der Tuberkulose mit besonderer Berücksichtigung ihrer chirurgischen Formen. Von Dr. **A. Rollier,** Leysin. Zweite, vermehrte und verbesserte Auflage. Mit 273 Abbildungen. VI, 248 Seiten. 1924. RM 15.—, gebunden RM 17.40

VERLAG VON JULIUS SPRINGER / BERLIN

Die Tuberkulose und ihre Grenzgebiete
in Einzeldarstellungen

Beihefte zu den Beiträgen zur Klinik der Tuberkulose und spezifischen Tuberkuloseforschung

Herausgegeben von

L. Brauer und **H. Ulrici**
Hamburg   Sommerfeld

Band 1: **Die allgemeinen pathomorphologischen Grundlagen der Tuberkulose.** Von Dr. **W. Pagel.** VIII, 175 Seiten. 1927.
RM 12.—

Band 2: **Die Bronchiektasien im Kindesalter.** Von Dr. **Otto Wiese,** Chefarzt der Kaiser Wilhelm-Tuberkulose-Kinderklinik bei Landeshut (Rgb.). Mit 86 Abbildungen. IV, 116 Seiten. 1927. RM 12.90, gebunden RM 15.—

Band 3: **Anatomische Untersuchungen über die Tuberkulose der oberen Luftwege.** Von Dr. **Paul Manasse †,** o. ö. Professor an der Universität und Vorstand der Klinik für Ohren-, Nasen- und Kehlkopfkranke in Würzburg. Mit 62 Abbildungen. IV, 101 Seiten. 1927.
RM 9.90, gebunden RM 12.—

Band 4: **Staublunge und Staublungentuberkulose.** Von Dr. **Franz Ickert,** Regierungs- und Medizinalrat in Gumbinnen, ehem. Leiter der Tuberkulose-Fürsorgestelle in Mansfeld. Mit 7 Abbildungen. VI, 64 Seiten. 1928.
RM 4.80, gebunden RM 6.90

Band 5: **Pathologische Anatomie der Tuberkulose.** Von **P. Huebschmann,** o. Professor, Direktor des Pathologischen Instituts der Medizinischen Akademie in Düsseldorf. Mit 108 zum großen Teil farbigen Abbildungen. IX, 516 Seiten. 1928. RM 86.—, gebunden RM 89.—

Band 6: **Ausgewählte Schriften zur Tuberkulosepathologie.** Von **K. E. Ranke,** weiland Professor an der Universität München. Herausgegeben und eingeleitet von **W.** und **M. Pagel.** Mit 25 Abbildungen. VIII, 236 Seiten. 1928. RM 20.—, gebunden RM 22.40

Band 7: **Thorakoskopie und Thorakokaustik.** Von Dr. **K. Diehl,** Dirigierendem Arzt des Tuberkulose-Krankenhauses Waldhaus Charlottenburg, Sommerfeld (Osthavelland), und Dr. **Wilh. Kremer,** Dirigierendem Arzt an den Heilstätten Beelitz (Mark). Mit einem Bildnis und 53 zum Teil farbigen Abbildungen. V, 90 Seiten. 1929. RM 20.—, gebunden RM 22.60

Band 8: **Die Tuberkulose der Knochen und Gelenke.** Ihre Pathologie, Diagnostik, Therapie und soziale Bedeutung. Von Dr. **Wilh. Kremer,** Dirigierendem Arzt an den Heilstätten Beelitz (Mark), und Dr. **Otto Wiese,** Chefarzt der Kaiser Wilhelm-Tuberkulose-Kinderklinik bei Landeshut (Rgb.). Mit 197 Abbildungen. VI, 358 Seiten. 1930. RM 46.—, gebunden RM 49.—

Die Abonnenten der „Beiträge zur Klinik der Tuberkulose" sowie des „Zentralblattes für die gesamte Tuberkuloseforschung" erhalten einen Nachlaß von 10%.

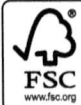

MIX
Papier aus verantwortungsvollen Quellen
Paper from responsible sources
FSC® C105338

If you have any concerns about our products,
you can contact us on
ProductSafety@springernature.com

In case Publisher is established outside the EU,
the EU authorized representative is:
**Springer Nature Customer Service Center GmbH
Europaplatz 3, 69115 Heidelberg, Germany**

Printed by Libri Plureos GmbH
in Hamburg, Germany